本书得到成都市哲学社会科学重点研究基地——成都大中小学思想政治工作研究基地经费资助

Medical

中国医疗服务价格机制改革研究

刘佳 著

中国社会科学出版社

图书在版编目（CIP）数据

中国医疗服务价格机制改革研究/刘佳著 . —北京：中国社会
科学出版社，2023.7
ISBN 978-7-5227-1995-5

Ⅰ. ①中… Ⅱ. ①刘… Ⅲ. ①医疗卫生服务—成本管理—
研究—中国 Ⅳ. ①R197.1

中国国家版本馆 CIP 数据核字（2023）第 097305 号

出 版 人	赵剑英
责任编辑	刘晓红
责任校对	周晓东
责任印制	戴　宽

出　　版	中国社会科学出版社
社　　址	北京鼓楼西大街甲 158 号
邮　　编	100720
网　　址	http://www.csspw.cn
发 行 部	010-84083685
门 市 部	010-84029450
经　　销	新华书店及其他书店

印　　刷	北京君升印刷有限公司
装　　订	廊坊市广阳区广增装订厂
版　　次	2023 年 7 月第 1 版
印　　次	2023 年 7 月第 1 次印刷

开　　本	710×1000　1/16
印　　张	13.25
插　　页	2
字　　数	188 千字
定　　价	69.00 元

凡购买中国社会科学出版社图书，如有质量问题请与本社营销中心联系调换
电话：010-84083683

摘　要

　　健康是人类社会发展之基，是实现经济社会可持续发展，以及人的全面自由发展的必然要求和现实基础。党的二十大报告提出，到 2035 年建成健康中国。在新时代背景下，"以人民为中心""人民健康是民族昌盛和国家富强的重要标志""实施健康中国战略""推进健康中国建设""把保障人民健康放在优先发展的战略位置"凸显出关系全民健康的医疗卫生服务前所未有的重大而深远的历史和现实意义。"民为邦本，本固邦宁"，在民生建设中，医疗卫生服务体制机制的改革至关重要，关系到千家万户老百姓的医疗卫生服务需求能否得到相应的医疗卫生服务供给，重要的是医疗卫生服务供给的数量、质量及其水平的高低。中华人民共和国成立以来，医疗卫生领域的改革，有过多次启动、反复、停滞以及重新出发。从明确医改的"三医联动""四梁八柱"① 到确定以分级诊疗、现代医院管理、全民医保、药品供应保障、综合监管"五项制度"建设为重点的中国特色基本医疗卫生制度，经过多年努力，中国医疗卫生事业取得了一定成就，但随着新一轮医改的深入，各种尖锐的矛盾渐次展现，公众健康需求与经济社会发展不相适应的矛盾还比较

---

　　① "三医"是指医药、医疗和医保。"四梁"是指（1）全面加强公共卫生服务体系建设。（2）进一步完善医疗服务体系。（3）加快建设医疗保障体系。（4）建立健全药品供应保障体系。"八柱"是指：（1）建立协调统一的医药卫生管理体制。（2）建立高效规范的医药卫生机构运行机制。（3）建立政府主导的多元卫生投入机制。（4）建立科学合理的医药价格形成机制。（5）建立严格有效的医药卫生监管体制。（6）建立可持续发展的医药卫生科技创新机制和人才保障机制。（7）建立实用共享的医药卫生信息系统。（8）建立健全医药卫生法律制度。

突出。特别是中国从计划经济体制向市场经济体制转型时期，原有卫生服务与医疗保障体系发生了很大变化，随着中国工业化、城市化进程、人口老龄化趋势加快和国民生活方式的快速变迁，我国居民的疾病谱也在随之发生变化，公众对医疗卫生服务的需求日益增多并呈现多元化、多层次、个性化的趋势。与此同时，我国的医疗卫生服务资源特别是优质资源短缺、分布不均衡的矛盾依然存在，尤其是医务人员的整体医疗服务水平与世界前列医疗卫生服务水平相去甚远。具体到医疗服务领域①，当下医疗服务领域的主要矛盾是人民日益增长的多元化、多层次、个性化的医疗需求与医疗服务水平发展的不平衡不充分之间的矛盾。面对这一现实，如何在使广大人民对医疗服务的基本需求得到保障的基础上，还能使其享有更多更好、更高水平、更为健全的医疗服务？如何形成患者理性科学的就医行为习惯？如何形成激励医疗服务人员自觉履行其"敬佑生命，救死扶伤，甘于奉献，大爱无疆"天职的行业氛围？如何形成激励并约束医疗服务人员内在的不断地提升其医疗服务水平的"不升即退"② 的制度环境？如何形成激励医疗服务的管理方、相关行政部门协调配合的管理环境？这些问题从不同方面都指向了进一步深化医疗服务价格体制机制改革这一关键性问题。

医疗服务价格机制科学与否关系到我国医疗资源配置合理与否、合理程度的高低及其合理效应的多方面影响。医疗服务价格机制涵盖医疗服务价格形成机制、医疗服务价格调节机制以及医疗服务价格监管机制。其中，医疗服务价格形成机制是配置医疗服务资源的前提基础，医疗服务价格调节机制是调控医疗费用的渠道路径，医疗服务价格监管机制是医疗服务运行的保障手段。就现行医疗服务

---

① 鉴于医疗卫生服务涉及面广泛，因此本书主要就医疗服务领域的医疗服务价格问题做集中探讨和研究。

② "不升即退"指如果医疗服务人员不能保质保量提供医疗服务并且保持"干中学"的工作状态以不断提高业务水平，那么可能被降级、降薪等，如果出现其个人原因造成医疗事故，还可能被直接劝退出医疗服务行业。

价格形成机制而言，政府指导占主导地位，市场因素还未充分纳入价格形成的过程中，市场机制作用没有得到充分发挥；就医疗服务价格调节机制而言，还存在一定程度的市场缺位，尚未建立起多方参与的动态调节价格的情况；从医疗服务价格监管机制来看，还尚存交叉管理和监管空白等问题。由于医疗服务价格机制离科学合理的机制还有较大的差距，由此带来了诸如药价虚高，患者医疗支出上涨速度过快，过度用药、过度检查和过度治疗屡禁不止，医保基金支出压力剧增，患者就医分布不均，分级诊疗体系形同虚设，以至于出现医患矛盾加剧等一系列问题。①

为什么"新医改"推行以来，以上问题始终越不过，其中一个重要的原因就在于医疗服务价格机制的改革滞后，深层次的原因更在于其背后的利益以及利益关系。医疗服务价格改革非常敏感，作为新医改主推者的政府担心出现医疗服务价格调上去，但是药品和耗材等其他价格降不下来，最终"火钳落在老百姓脚上"，导致老百姓的医药负担增加，医疗保险基金收不抵支愈加严重。由于医疗服务价格改革进入关键期，现行医疗服务价格机制压低医疗服务价格和扭曲价格结构的非市场化弊端的累积，抑制了医疗服务供给的数量、质量乃至水平，从而抑制了患者日益上升的多元化、多层次和个性化的医疗服务需求，同时也抑制了支付方协商谈判以及实时监控能力的发挥，进而影响了医疗服务相关主体的利益关系的平衡。由此可见，医疗服务价格作为医疗服务市场中一个重要的经济杠杆，其价格高低、合理与否直接关系到医疗服务领域相关主体的切身利益，甚至关系到患者的生死安危。因此，医疗服务价格机制改革绝对不能单兵突进，要考虑综合改革、政策配套。无论是医疗服务价格机制改革，还是其他的配套改革，只要是改革，其主体一

---

① 目前我国医疗机构执行的医疗服务价格是 2002 年前后确立的。十几年来，社会物价总水平发生了翻天覆地的变化，而医疗服务价格并没有多大提高，而且当初测算的价格还只是成本的一半。医疗服务长期以来亏本运营，造成医务人员的劳动无法得到合理补偿。

定是人，必然涉及利益的变动及其利益关系的重组，这就是马克思所说的"人们为之奋斗的一切，都同他们的利益有关"（中共中央马克思恩格斯列宁斯大林著作编译局，1995）。如上分析所揭示出的我国医疗服务价格机制存在的问题，其背后的根本都是利益的不合理、失衡带来的利益矛盾乃至冲突。

实际上，客观地说，党的十八大以来政府看到了这样的问题，作为中央层面的直接回应，自 2015 年迄今先后针对性地出台了《中共中央国务院关于推进价格机制改革的若干意见》《关于全面深化价格机制改革的意见》《"健康中国 2030"规划纲要》等政策文件，明确提出"以人民健康为中心"的战略目标，坚决破除"以药养医"，理顺医药比价关系，调整医疗服务价格等措施。这些措施的推行取得了一定成效，但还面临相关改革的同步配套，如医疗、医保、医药等改革政策协同联动以及如何统筹兼顾各方利益、协调各方利益关系的深层次问题，还需要进一步深化改革。当前，作为实施"健康中国"战略的重要一环，医疗服务价格改革进入了"深水区"和攻坚期。医疗服务兼具社会性和经济性，其价格机制作为医疗服务体制，从而经济体制改革的一个重要组成部分和关键环节，在我国的整体改革进程中受制于医疗服务体制，乃至经济体制的改革与转型渐进性和关联性的影响，其改革的时序选择和改革的快慢、改革的深度与广度、改革的数量与质量等都受制于医疗服务体制及其整体经济体制关联性影响；反过来，医疗价格机制改革的状况又影响和制约着医疗服务体制及其我国整体经济体制改革的深化和完善的程度，在这个意义上，本书对医疗服务价格机制的研究不是就此谈此，而是置于医疗服务体制及其整体经济体制改革与转型关联性的大背景下，置于政治经济学学科思维的核心——利益及其利益关系的基点下，综合运用马克思的劳动价值论、价格理论、政府与市场关系理论、利益关系理论、制度变迁理论与奥尔森的利益集团理论作为基础理论和基本分析工具，建立"经济体制（医疗服务体制）—价格机制（医疗服务价格机制）—利益关系"的理论分析框架，循着"现状考察和文献综述（发现问题）—理论研究（分析问题）—案例实证分析（检验理论）—政策建议（解决问题）"这一逻辑路径，旨在比较系统、全面、深入地研究医疗服务价格机制相关的一系列重大问题。全文共分为六章，主要内容概述如下：

第一章为导论。本章首先从我国医疗服务行业面临"看病难、看病贵""以药养医"等一系列问题和现实困境出发，提出在我国的医疗服务领域，其主要矛盾已经转变为了"人民日渐增长的多元化、多层次、个性化的医疗服务需求与医疗服务发展的不平衡、不充分之间的矛盾"。要解决这一矛盾，必须要先解决医疗服务市场涉及的各经济主体之间的利益关系协调问题，而作为一种杠杆调节器的价格机制是一个必要而可行的选择。梳理国内外文献发现尽管有不少学者对医疗服务价格进行研究，但限于定价层面，且鲜有用政治经济学的方法来系统研究医疗服务价格机制及其运行背后的各经济主体之间利益关系，也鲜有将医疗服务价格机制置于经济体制变迁的制度框架之下来研究的。对相关文献进行评述之后，总结了本书的研究内容、研究思路和研究方法，以及可能的创新之处和不足之处。

第二章为相关理论基础与分析框架。首先对本书的重要概念医疗服务、公立医院、医疗服务价格等进行了独立的思考和界定，进一步对马克思的劳动价值论、价格理论、政府与市场关系理论、政治经济学利益关系理论、制度变迁理论与奥尔森利益集团理论进行了梳理，并在此基础上尝试构建起统贯本书的一个理论分析框架。从价格机制与经济体制的关系、价格机制与其背后各经济主体之间的利益关系变化出发，考察不同经济体制决定的不同价格机制类型及其背后人与人之间的利益关系格局，特别是着重研究伴随体制改革及其转型过程中的价格机制改革、价格机制改革关联的各经济主体的利益关系。本书认为，无论是在何种社会经济体制之下，经济主体之间都有不同的利益诉求，而价格关系到各主体的经济利益，价格的任何变动，都会引发各经济主体之间利益的变化以及利益关系的调整，而价格机制又受制于既定的经济体制。在阐明医疗服务体制改革及其转型、医疗服务价格机制调整与其背后的各经济主体间的利益关系的变动及其协调的基础上，又对医疗服务的特殊性进行了分析，研究了医疗服务价格机制的构成及其相互间的关系。本书认为，计划经济体制决定的医疗服务价格机制不能客观反映医疗服务供给方的劳动价值，造成国家财政负担过重、患者就医选择权被限制等问题，单一市场经济体制下的医疗服务价格机制能反映价格规律和供求关系，但又忽略了医疗服务的特殊性，也会引起经济主体之间的利益矛盾。因此，医疗服务体制改革的一个重要的目标函数是——探索和追求合理的医疗服务价格机制以有利于使各方利益协调一致，不合理不科学的价格机制则会引起经济利益的矛盾对立。在医疗服务价格机制的改革中，市场与政府这两只手不可偏废。

第三章为我国医疗服务价格机制研究：基于历史演进与实践的视角。循着中华人民共和国成立至今实行计划经济体制、计划经济体制改革进一步向市场经济体制转型的制度变迁路径，我国医疗服务体制也经历了计划管制时期、市场化改革和宏观调控下的市场化历史演进，与此同时，我国医疗服务价格制度变迁也体现为三个阶段：高度计划管制时期、市场化改革过渡时期、新医改公益性回归时期。本书着力分析了这三个阶段中价格机制的特征、具体运行方式、作用效应，特别是深刻分析了每个阶段背景下的医疗服务价格机制对相关利益主体的作用影响。基于理论与实践结合、历史比较分析的视角，指出我国现阶段新时代背景下，医疗服务价格机制中仍面临着深层次的严重问题，突出表现为政府在行政上仍存在过度干预的倾向，市场机制作用的发挥受到较大限制，行政部门交叉管理致使监管存在空白等问题，亟待进一步深化医疗服务价格机制的改革。

第四章为美国医疗服务价格机制改革：启示与借鉴。本书选取美国作为样本，研究并分析其在市场经济体制框架下的医疗服务价格机制的改革及其相关主体之间的利益关系、相关利益主体的博弈等变动情况，并从医疗服务体制和医疗服务价格机制改革两方面得到四点启示：一是任何国家的医疗服务价格改革都涉及错综复杂的利益关系，当利益矛盾转化为利益冲突时，协调各方利益关系，需要打破现有既得利益格局，重建利益协调机制，改革方能向前推进。二是积极发挥市场机制在医疗服务价格机制的形成、调节和监管过程中的作用，同时充分发挥政府的引导作用。三是推进医疗服务支付方式的改革将对医疗服务的供方和需方产生有效、正面的制衡作用，从而对形成一种好的行业氛围起到促进作用。四是积极推行医疗服务领域相关主体参与共同决策的医疗服务价格动态调整机制。

第五章为北京市医疗服务价格机制改革：启示与借鉴。北京一直以来都走在我国医改前列，其在医疗服务价格机制方面的改革积累了宝贵的经验，为我们提供了现实依据和推广意义。北京率先推开了破除"以药养医"的医疗服务价格改革，其成功经验的关键是注重与此项改革相关的配套改革的同时推进，这在逻辑上引导笔者研究的关注点集中到由此引起的相关主体，如政府部门、医疗机构、医务人员、患者、医药企业以及医疗保险机构等的利益及其利益关系的变化，并得出三点启示：一是"医疗、医保、医药"三医整体联动改革，互相配合，可以达到"调结构，转机制，控总费"的效果，从而协调各方利益关系；二是充分发挥价格杠杆的调节作用，对不同医院、不同职级医务人员实行差别化定价，实现"两个充分释放"：充分释放对医疗服务人员保质保量地提供医疗服务、不断提高医疗服务水平的激励信号、充分释放明确的引导基层首诊的价格信号，促进了分级诊疗的推行；三是明确药品、检查器械以及劳动力作为生产要素的定位并且促进生产要素市场化，转变医疗服务供给方意识，从过去的把药品、医疗器械当作盈利点转而考虑如何合理用药和设备检查以控制医疗服务成本费用。

第六章为研究结论与政策建议。基于前面的分析，笔者试图站在理论与实践相结合的高度，概括出我国医疗服务价格改革的要旨及其结论：解决医疗服务领域的供需矛盾是深化医疗服务价格机制改革的目的；兼顾协调各方利益关系是深化医疗服务价格机制改革的根本；适应完善社会主义市场经济体制要求是深化医疗服务价格机制改革的方向；正确处理政府与市场的关系是深化医疗服务价格机制改革的手段。本书进一步给出了解决我国医疗服务价格机制现存问题的相关对策建议：一是坚持以人民为中心的根本利益观、统筹兼容相关主体利益，坚持公立医院医疗服务公益性的价值导向；二是在新时代背景下，构建科学合理的医疗服务价格机制以及相关配套制度。包括价格形成机制方面：实行基本医疗服务由政府指导定价、非基本医疗服务价格由市场决定的制度，继续深化调整医疗服务价格结构，形成符合医疗服务行业特征的劳动服务薪酬制度等；价格调节机制方面：重视医疗保险机构作为患者代理人对医疗服务价格的调节作用，医疗保险支付方式转变为按疾病分组付费为主的复合型预付制方式等；价格监管方面：坚持政府监管主体的地位，鼓励多方参与的监管模式，包括完善价格听证会制度，落实和完善专家评审制度，建立信息反馈系统等制度构建。

党的二十大提出深化医药卫生体制改革，促进医保、医疗、医药协同发展和治理。医疗服务价格机制改革不是单一环节、孤立进行的过程，而是一项综合配套、复杂艰巨的过程，既是伴随整体经济体制改革和完善而不断深化的过程，也是改革相关主体利益及其利益关系变化、博弈及其不断寻求利益协调均衡点的过程。我国作为社会主义市场经济国家，只有秉承以人民为中心的利益观，以价格机制的改革为突破口，打破医疗服务体制中既得利益的樊篱，调整和协调相关利益关系，才有望真正解决人民日益增长的多元化、多层次、个性化的医疗服务需求与医疗服务水平发展不平衡、不充分之间的矛盾。

关键词：医疗服务价格机制；医疗机构；公立医院；医疗服务；经济体制；利益关系

Abstract

Health is the foundation of human society's development, the inevitable requirement and realistic basis to realize the sustainable economic and social development and human's overall free development. The reports of the 19th National Congress of the Communist Party of China (CPC) proposed the idea of "people-centered", "people's health is an important symbol of national prosperity and strength", "to carry out Healthy China Strategy"; therefore, the immense and profound historical and realistic significance of medical and health services which is related to all the people's health becomes highlighted. "People are the foundation of the country; if the foundation is stable then the country is peaceful". In the construction of people's livelihood, the reform of medical and health services mechanism is of great importance, relating to whether the requirement of thousands of households' medical and health services can be offered with corresponding medical and health services, of which the most important thing is the quantity, quality and level of the medical and health services. Since the establishment of People's Republic of China (PRC), the reform of medical and health field has gone through many starts, fast advance, repeats, stagnates and restarts. Since 2009, a new round of medical reform is coming into the tenth year. From "Four systems, eight supporting measures", which confirms the medical reform, to Chinese special basic medical care system containing the 5 key systematic construction which are hierarchical diagnosis and treatment, modern hospital management, universal medical insurance, drug supply guarantee and integrated supervision. After many years' endeavor, China's medical health has made a certain achievement, but various pungent conflicts show up gradually with the new round of medical reform. The contradiction between the public health requirement and the development of economic society stands out. Especially, when China went through transitional period from planned economic system to market economic system, the original health services and medical security system have changed a lot. With the fast development of China's industrialization and urbanization process, with the accelerating trend of population aging and rapid changes on national life style, the inhabitants' health is facing many threats, such as infectious disease, chronic disease and tumours, thus the public demand for the medical and health service is increasing and becomes diversified, multilevel and individualized. At the same time, there are some problems like the resource shortage and maldistribution of our country's medical and health services, especially for good resource. Also the overall medical technological level is far from the world forefront medical and health services level. For medical service field, currently, the main contradiction exists between people's diversified, multilevel and individualized medical requirement and the imbalanced and insufficient medical service technology development. In the face of this reality, how can we make our people enjoy better, higher level and more complete medical service on the foundation that people's basic requirements for medical services are satisfied? How to form a mechanism which can motivate medical service staff to perform the bounden duty of "to bless life, to heal the wounded, to be willing to give, to love the boundless"? How to form the institutional environment and atmosphere which can motivate and restrain medical service staff to improve their medical service technique constantly, i. e. "no improvement means retreat"? How to make patients form a reasonable and scientific health seeking behavioral habit? How to motivate the relevant administrative department to manage the environment coordinately? These problems lead to the key problem of further deepening the medical service mechanism reform from different aspects.

Scientificity of medical service pricing mechanism decides our country's economic society's health level. Among them, medical service pricing mechanism is the foundation of allocating the medical service resources. Medical service pricing adjustment mechanism is a way to control the medical expenses. Medical service pricing supervision mechanism guarantees the operation of medical service. On the part of current medical service pricing mechanism, government's administrative guidance plays a dominant role. Market factors have not been brought into the procedure of pricing, the effect of which wasn't fully played. On the part of price adjustment mechanism, market factors are missing and the situation of dynamic adjusting price with multi-participation has not been set up; On the part of price supervision, many problems exist in the administrative department, such as "nine dragon water conservancy", intersecting management and regulatory gaps, etc. Because the current medical service pricing mechanism is not a scientific and reasonable mechanism, a series of problems emerge despite repeated prohibition, such as high medicine price, rapid increase of medical expenditure, over-medication, over-examination, over-treatment, high pressure of medical fund expenditure, unbalanced distribution of medical service, weak classified diagnosis and treat system, too much complains from medical staff and severe conflicts between doctors and patients, etc.

Seeing through the appearance to perceive the essence, why didn't those problems above get solved after nearly ten years' medical reform? This is because the reform of medical service pricing mechanism is far behind, and the true reason is about the benefit. Medical service pricing reform is very sensitive, the government worried that if the price of medical service raises, but the price of medicine and other consumable items doesn't decrease, financial burden of ordinary people will increase and medical benefits fund smashes. Therefore, medical service pricing reform makes slow progress. Current medical service pricing mechanism lowers medical service price and warp the price structure with administrative method, restraining the quantity, quality and level of medical service supply and patients' increased diversified, multilevel and individualized demand for medical services and the effect of payer's negotiation and real time supervision ability. Then the benefit balance of relevant parties of medical service is influenced by it. The medical service, as an important economic lever for medical service market, whose price and reasonability is directly related to the immediate interests of the parties involved in the field of medical service, so the pricing mechanism reform of the medical service should never be "one-sided development" but the comprehensive reform and policy supporting should all be taken into considerations. Both medical service pricing mechanism, and other supportive reforms, as long as it is a reform, whose subject must be human being and they must involve the change of interests and the restructuring of the interest relations, which as Marx said, "what the people strive for are related to their interests." The above analysis reveals the problems of the medical service pricing mechanism in China. The underlying problems are the conflicts resulting from unreasonable and unbalanced interests.

Actually, objectively speaking, the government has identified the problem. So as a direct response from the central level, the government has issued some documents like "The CPC Central Committee and State Council on the Promotion of Pricing Mechanism Reform Views", "Opinions on Comprehensively Deepening the Reform of the Pricing Mechanism", "Outline about' Healthy China 2030" from 2015 to 2017.

Those documents clearly put forward the strategic target of "people health first" which include the measures like breaking the model of drug-maintaining-medicine, optimizing the structure of the medical service price, dynamically adjustment of medical service prices and straightening out price relations gradually. The practice of these measures has obtained certain achievements, but still need the synchronization of the related reforms, such as the policy coordination of medical treatment, health care, medical reform and some deep-seated problems like how to balance the interests of all parties, how to coordinate the interest relations of all parties, so further deepening the reform is still needed. Since the 18th National Congress of the Communist Party of China (CPC), the medical service pricing reform, as an important part of the implementation of the Healthy China strategy, has entered the "deep water zone" and the critical period. Medical services are both social and economic. Its pricing mechanism as an important component and a key link for medical service system, thus the economic system reform, is subject to the overall reform process in our country medical service system, and even the influence of gradualness and relevance of the economic system reform and transition Its time sequence and speed, its depth and breadth, and its quantity and quality are all subject to medical service system and the relevance of the overall economic system. In turn, the status of the medical pricing mechanism reform influences and restricts the deepening and the consummation degree of medical service system and China's overall economic system reform. In this sense, in this book, the research on medical service pricing mechanism not only discusses about this, but rather under the big background of the medical service system and its overall economic system reform and transformational relevance, using the core of political economics discipline thinking which is interests and their relations, on the basis of the integrated use of Marx's labor value theory, price theory, the relationship between the government and the market theory, interest theory, institutional change theory and Olson's interest group theory as the basic theory and basic analysis tool, establishes the theoretical analysis framework of "economic system – the pricing mechanism – interest relations", and following the logic path of "status quo investigation and literature review (founding the problem) – theory research (analyzing the problem) – Case empirical analysis (testing the theory) – policy advice (solving the problem)", aims to do a comprehensive, in-depth study of a series of major problems related to the medical service pricing mechanism. The book is divided into six chapters. The main contents are summarized as follows:

The first chapter is introduction. This chapter concludes a series of problems and dilemmas in our country's medical service industry like "the difficulty and costliness of medical service" "drug – maintaining – medicine" and raise the proposition that the contradiction has shifted in the field of medical services in China which is the contradiction between the increasingly diversified, multilevel medical service demand and the unbalanced and inadequate development of the medical services. To solve this contradiction, the interest relations between all the economic subjects of the medical service market must be solved first. And as a lever regulator, the pricing mechanism is a necessary and viable tool. In sorting the domestic and foreign literature, this article found that although there are many scholars' research on the medical service price limited to the price level, few political economy approaches have been used to study the medical service pricing mechanism and its behind running interest relations among various economic entities, and few studies are put medical service pricing mechanism in the institutional framework of economic system reform. After reviewing the relevant literature, this book summarizes the research content, research idea and research methods, as well as possible innovations and shortcomings.

The second chapter is about the basic theories and analytical framework. First this chapter gives definitions for important concepts involved in this book which are medical services, public hospitals, and medical service price. Then it straightens out the Marx's labor value theory, price theory, the relationship between the government and the market theory, interest theory, institutional change theory and Olson's interest group theory and on the basis of those theories, it establishes the analytical framework book. In terms of the relationship between the economic system and the pricing mechanism, the changes and developments on the interest relations between the pricing mechanism and economic entities, this chapter focuses on studying the two patterns of pricing mechanism determined by two economic systems and its behind interest relations between people. This book argues that under no matter what social economic system, there are different interest existing among the nation, the group, the industries, the enterprises and individuals, and the price is linked to the various aspects of economic interests. So in the exchange of goods, the price is directly related to the exchange of economic interests of both sides, and any price changes will cause the reallocation of the economic interests among different departments, areas, units and individual, and the price mechanism is under the control of a given economic system. After expounding the relations among the economic system, the pricing mechanism and it's behind interest relations between the economic entities, this chapter also analyzes the particularity of medical services and medical service market, and then further analyzes the composition of the medical service pricing mechanism and the relationship between each other. This book maintains that the medical service pricing mechanism determined by the planned economy system cannot objectively reflect the labor value of the medical service suppliers, causing problems like the country's fiscal overburden, limited treatment options. Medical service pricing mechanism under a single market economy system can reflect the price law and the relation between supply and demand, but ignores the particularity of medical services, which can also cause conflicts on the interests of the economic entities. Therefore, a reasonable pricing mechanism of medical service is conducive to harmonizing the interests of all parties, and an unreasonable price mechanism will cause the contradiction of economic interests. In the reform of the medical service pricing mechanism, the market and the government should be balanced.

The third chapter is the change of medical service pricing mechanism in China, Which is based on the perspective of historical evolution and practice. Following the background of the transition from planned economic system to market economic system, and combining with the historical development of the medical and health system which experienced the planned control period, market reform period and market-oriented under the macro-control period, this book divides the medical service pricing system of our country since the founding into three stages: Strictly planned control management stage (1949-1978), the market-oriented reform transitional stage (1979-2009), the control and free combining welfare exploration stage (2009-present), and analyzes the characteristics of the pricing mechanism, the specific operation mode, effect and so on under each stages. Then the effect of the medical service pricing mechanism on the relevant stakeholders is analyzed. Finally, based on the perspective of combining theory and practice, historical comparative analysis, it points out some problems under the background of new era and in the present stage of our country, for example, the government's administrative guidance in the medical service price mechanism is still dominant, and not give full play to market mechanism, and also intersecting management and regulatory gaps. It proposes that the nation still need to further deepen the medical service pricing mechanism reform.

The fourth chapter is the enlightenment of the reform of American medical service pricing mechanism. This book selects the United States as a sample, studying and analyzing the changing situation of the interest relations between medical pricing mechanism reform under the framework of market economy system and relations among related parties, gaining insights from two aspects: the medical service system and medical service pricing mechanism. The first one is that the medical services pricing reform in any country involves complex and sophisticated interest relations. Only break the existing vested interest pattern and coordinate the interests of all parties can the reform put forward. The second is to give a full play to the market mechanism in the process of the formation, regulation and supervision of the price mechanism, in the meantime, to exert the guiding role of the government completely. The third is that reform of the medical service payment mode will have an effective and positive balance effect on the supply side and the demand side of medical service, which will promote the formation of a good industry atmosphere. The forth is to actively promote the dynamic adjustment mechanism of medical service price decided by related parties.

The fifth chapter is the inspiration and reference for the reform of the medical service pricing mechanism: take Beijing as an example. Beijing has always been in the forefront of China's health reform, and its reform in medical service pricing mechanism has accumulated valuable experiences, which provides us with realistic basis and promotion significance. First, the chapter sorts out the medical service pricing mechanism reform course of Beijing from 2012 to the present, showing that the reform in 2017 is implemented on the basis of the historical reform and is also a further reform to break the medical mode of "drug-maintaining-medicine". Then, the Beijing's specific practices in the medical service pricing mechanism and related reforms are summarized and analyzed.

Meanwhile, it also analyzes the interest changes of relevant parties, including government departments, medical institutions, medical personnel, patients, medical companies, and medical insurance institutions involved in the reform. Three inspirations are concluded: The first one is that the tripartite system of "Medical Treatment, Medicare Premiums, and Medicine" reform and cooperation with each other can achieve the effect of "adjusting the structure, transferring the mechanism, and controlling the total cost" and thus coordinate the interests of all parties. The second one is to give full play to the regulating effect of price leverage. Differential pricing for different hospitals and different ranks of medical personnel; release a clear price signal to guide the first visit to the grassroots level, and promote the implementation of hierarchical diagnosis and treatment. The third one is to clarify the positioning of medicines, inspection equipment, and labor force as factors of production and to promote the marketization of the production factors, changing the consciousness of medical service providers. Instead of making profit from medicines and medical devices in the past, how to rationally use drugs and check to control medical service cost is a bigger issue to be considered.

The sixth chapter is the full text of the relevant conclusions and policy recommendations. Based on the foregoing analysis, this chapter summarizes the relevant conclusions from the theoretical and practical aspects: solving the main problems in the field of medical services is the purpose for deepening medical service pricing mechanism reform; taking into account the coordination of the interests of all parties is the fundamental task for deepening medical service pricing mechanism reform. Adapting the development of the economic system is the prerequisite for deepening the reform of the pricing mechanism of medical services, and correctly handling the relationship between government and market is a means to deepen the reform of the pricing mechanism for medical services. Then, according to the problems existing in the pricing mechanism of medical services in our country, relevant countermeasures are proposed: the first one is to insist on the people-centered fundamental interest view and to coordinate the interests of related parties and adhere to the value orientation of the public service of public hospitals. The second one is to build a scientific and reasonable medical service pricing mechanism and related to supporting systems in the context of a new era. They include: price formation mechanism: the implementation of basic medical services shall be guided by the government and the non-basic medical services shall be priced by the market pricing system, and we should continue to deepen the restructuring of medical service price structure, and restructure the salary system of medical personnel; Price adjustment mechanism: we should emphasize the role of social medical insurance (as an agent of the patient) in regulating the price of medical services; the medical insurance payment method has been transformed into a compound prepaid system based on disease grouping payment; Price supervision mechanism: we should adhere to the status of government regulators and encourage multi-participant establishing information feed supervision, including improving the price hearing system, implementing and improving expert review systems, and back systems.

Through the comprehensive analysis of the full text, it can be seen that the reform of the medical service pricing mechanism is not a single, isolated, but a comprehensive and complex process. It must be placed under the background of a given economic system. More importantly, the reform itself is involved in multi-stakeholder adjustments on interest relations. As a socialist market economic country, only when we take a people-centered view of interest and use the reform of the price mechanism as a breakthrough point to break the barriers of vested interests in the medical service market and re-adjust related interest relations, can we truly resolve the growing contradiction between the diversified and multi-level medical service demand and the inadequate and unbalanced development of the medical services.

Key Words：Medical Institutions；Public Hospital；Medical Services；Pricing Mechanism of Medical Service；Economic System；Interest Relations

目 录

改革开放以来，医改中医疗服务价格作为医疗服务市场中一个重要的经济杠杆，其价格高低、合理与否直接关系到医疗服务领域相关主体的切身利益，甚至关系到患者的生死安危，现行医疗服务价格机制已经成为制约我国医改和健康产业发展的重点和难点。公立医院医疗服务长期以来亏本运营，造成医务人员的劳动无法得到合理补偿，在政府主管部门和行业监管不到位的情况下，医疗服务机构为弥补其长期亏损，与医药企业、医疗器械机构等联手合谋，过度用药和过度检查等不规范行为，致使医疗费用大幅增加，医疗和医药相关机构各得其利，而医药费用则主要转嫁到患者和医保机构，由此形成错综复杂的医患、医疗、医保间的利益得失及其矛盾关系，随着矛盾的激化，呼唤着新医改，而作为新医改重中之重的医疗服务价格机制随之被推至风口浪尖，深化医疗服务价格机制改革已经箭在弦上。

第一节　研究背景及问题的提出

国务院 2009 年 4 月发布的《中共中央国务院关于深化医药卫生体制改革的意见》拉开了我国新医改的序幕，医疗服务被拉回到公益性的轨道上，迄今我国在提高医保的覆盖面和保障水平、医疗服务资源配置等方面取得了一定成绩。从医疗保障的覆盖面看，涉及全体居民的医疗保障体系逐步建立完善，基本医疗的覆盖面不断扩大；从医疗资源配置看，医疗资源正在逐步往基层下移，医疗资源过度集中问题得到了一定程度的缓解。

但是理性地看，改革中还有一些深层次的问题亟待解决：我国医疗服务的价格一直以来受到行政影响，收费标准往往被制定得过低，对医务人员而言，其所提供的医疗服务劳动价值未能得以客观体现，对患者而言，多层次、多元化、个性化的医疗服务需求也未能得到充分满足，对医疗机构而言，还存在医疗服务收入不能完全补偿成本支出的缺口。而财政补贴并未与公立医院成本支出等比例增长，从图1-1可以看出，2009—2016年，我国对公立医院的财政补贴仅仅增长了1.33个百分点，七年间，医疗服务的生产要素价格已经发生了巨大变化，在医疗服务价格被行政化压低，财政补贴没有同步配套的条件下，"以药养医"积弊并未得到根本的抑制，医疗机构仍采取药品加成销售补偿成本支出的办法，患者的医疗费用支出仍是有增无减，而各项支出中药品占比最高。① 为此，新医改的推进仍绕不过严控患者的医疗费用增加这一基础性难题，而在降低药品价格的改革努力上，相继也出台了药品最高限价、药品加成15%上限、药品集中招标制、两票制等系列政策规定。但从实施效果看，仍不尽如人意，究其原因这些政策存在治标不治本的问题，限制价格却没有限制数量和医疗服务项目种类，于是政策约束下的多重博弈选择诱致了医务人员开大处方、开高价药、过度治疗等"损人利己"（损害患者利益换取医疗服务方的增量利益）的道德逆向选择的机会主义行为。

针对以上问题，制度政策的创新进一步明确了"政事分开、管办分离、医药分治"的基本原则，对公立医院加大了机制改革的力度，要求公立医院自负盈亏、医药分开。2017年4月，国家卫计委

---

① 统计数据显示，患者医疗费用中，药品支出基本占比为50%左右。

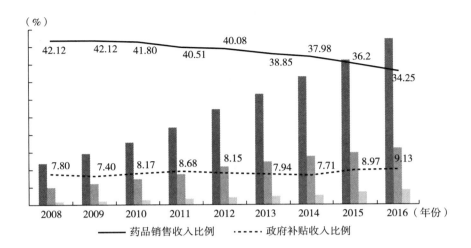

（%）

| | | | | | | | | |
|42.12|42.12|41.80|40.51|40.08|38.85|37.98|36.2|34.25|

| 7.80 | 7.40 | 8.17 | 8.68 | 8.15 | 7.94 | 7.71 | 8.97 | 9.13 |

2008　2009　2010　2011　2012　2013　2014　2015　2016（年份）

—— 药品销售收入比例　······ 政府补贴收入比例

图1-1　2008—2016年财政补贴和药品销售收入占公立医院
总收入的比例

资料来源：根据《中国卫生和计划生育统计年鉴（2016）》和国家卫计委网站整理
得到。

等7部门联合印发了《关于全面推开公立医院综合改革工作的通
知》，设定"时间表"、绘制"路线图"，有效地推进了我国全面取
消药品加成的改革。国家卫计委数据显示，截至2017年年底全国所
有公立医院已经取消药品加成，这意味着公立医院一方面被推向市
场，另一方面被限制依靠药品销售收入来补偿成本支出，这将给公
立医院、医务人员、相关管理部门以及其他经济主体带来一系列的
挑战：药品加成的全面取消将倒逼公立医疗机构重塑收入机制，使
其在保证公立医院基本医疗服务公益性的前提下通过其他方式来建
立科学合理的收入补偿机制。由于医疗机构的收入来源长期以来主
要依赖于药品销售、财政补贴和医疗服务收费三大渠道，因此全面
取消药品加成意味着这三大渠道缩减为财政补贴和医疗服务收费两
个渠道，而取消药品加成无疑将造成公立医疗机构收入的巨大缺
口，如图1-1所示，2016年我国公立医院总收入中药品销售收入占
到34.3%，财政收入仅占9.1%。药品加成的全面取消使医疗机构

的收入大幅度减少，而政府的财政补贴有限，这30%多的收入缺口将从何渠道补偿？可行性强的补偿缺口的渠道剑指医疗服务项目收费，医疗服务收入又决定于医疗服务的价格机制，可见，医疗服务价格机制的改革迫在眉睫。

当下，中国特色社会主义进入了新时代，党的十九大报告提出"全面建立中国特色基本医疗卫生制度"（习近平，2017）标志着新医改进入了一个新的历史阶段。人们对健康有了更高的要求，但当下医疗资源配置还不尽合理。换言之，就是人民日益增长的多层次、多元化医疗服务需求与医疗服务水平发展的不平衡、不充分之间的矛盾愈加凸显。医疗服务价格决定医疗服务的供给行为和人民群众的负担能力，医疗服务价格更是医疗服务价值的体现，直接影响医务人员提供医疗服务、提高医技水平的积极性。人民日益增长的多元化、多层次医疗需求要得以满足，必然离不开我国医疗服务的供给侧结构性改革，而公立医院是我国医疗服务体系的主体，医务人员是公立医院的核心力量，调动医务人员提高医技、提高医疗服务质量的积极性，还有赖于医疗服务价格机制的深化改革。而医疗服务价格机制改革的实质和核心在于改革的各方是否能够达成利益的共识、利益关系是否协调、协调的手段、方式、效果、程度等问题，正是构成本书研究的主要任务。进一步地说，构建何种医疗服务价格机制以促使患者形成理性科学的就医行为习惯？如何形成激励医疗服务人员自觉履行其"敬佑生命，救死扶伤，甘于奉献，大爱无疆"天职的行业氛围？如何形成激励约束医疗服务人员内在的不断地提升其医疗服务技能的"不升即退"的制度环境？如何形成激励医疗服务的管理方相关部门协调配合的管理环境？如何保障医疗保险机构、医药企业等主体的经济利益的实现？如何构建科学合理的医疗服务价格机制，以使广大人民对医疗服务的基本需求得到保障的基础上，还能享有更多更好、更高水平、更为健全的医疗服务？这些问题既是当前医改中亟待研究的重大理论与实践问题，也是本书研究的要旨所在。

第二节 研究意义

一 理论意义

"看病贵、看病难"一直是困扰我国医药卫生体制改革的难题。多年来，专家学者对其成因各执己见，争论不休。有的将其归结为市场化过度，主张政府主导办医；有的则归结为市场化不足，主张进一步的市场化改革。党的十九大报告明确指出，现阶段我国社会主要矛盾为"人民日益增长的美好生活需要和不平衡不充分的发展之间的矛盾"（习近平，2017），在医疗服务领域，就体现为人民不断提升和变化的多层次、多元化医疗服务需求与医疗服务水平发展的不平衡不充分之间的深层次矛盾。

基于这一判断，当下我国医疗改革要解决的就不单单是人民基本医疗服务需求、医疗支出高的问题了，还要解决如何提高我国医疗服务发展水平的问题，这就涉及供给侧结构性改革，对医务人员、对医院的激励问题，还要解决需求方内部的不同层次不同类别需求与供给之间的矛盾。如何正确地看待和处理医改过程中涉及的相关主要利益群体之间的矛盾对于改革能否顺利推行，能否取得好的效果至关重要。价格机制作为一种调节资源配置的方式，是我国医药卫生领域改革的核心，价格机制改革的过程中也必然触及相关利益群体的利益。

针对这些问题，本书从我国医改的立足点是以人民为中心，力求实现医疗公平兼顾效率，以人民共享医疗成果为旨归出发，用马克思的唯物史观来看待和分析利益关系，利益矛盾、冲突和转化及其协调背后的医疗服务体制、医疗服务价格机制的变迁和创新，这比之新古典经济学更多地停留于现象层面的技术性、工具性分析来得更深刻。

本书以马克思主义的利益及其利益关系的视角，从劳动价值论与价格理论及其本质、政治经济学利益关系理论、市场与政府关系理论以及制度变迁理论等多个角度审视和探讨"看病贵、看病难"问题产生的根源、表现特征以及解决这一问题的途径。这在理论上有助于推动将马克思主义经济学的基本原理与中国医疗服务领域的医疗服务体制改革实践相结合的研究；有助于在理论上探索彰显医疗服务公益性价值导向的有中国特色的医疗服务价格机制的构建；有助于将政府与市场关系理论和马克思主义利益及其利益关系思想相结合的研究，以增进对医疗服务价格机制改革理论的解释力。

二　现实意义

医疗服务价格是医疗服务价值的货币体现，直接影响医疗服务供给和需求的数量与结构。医疗服务价格机制作为医疗机构医疗服务经济补偿和管理的重要手段，既是医疗服务体制改革的重点与难点，也是社会关注的热点。而"以药养医"积弊无疑是医疗服务体制机制以及医疗服务价格机制改革的重点和难点。2009年新一轮医改启动以来，我国一直将取消药品加成作为破除"以药养医"机制的突破口，医药费用与医疗服务价格联动，全面取消药品加成必然牵动医疗服务价格机制的改革，"医药控费""控制药占比""医药分开""回归公益性"等成为医改"高频词"。与此同时，实践也提出了理论研究的新课题，本书正是循着取消药品加成、调整优化医疗服务价格结构、加强配套制度改革和平衡各方利益四个方面深入研究医疗服务价格机制的内在逻辑，旨在为医疗服务价格机制改革的实践提供新的理论依据。

研究表明，首先，取消药品加成，为保障医生收入必然要建立起医疗服务价格的补偿机制；其次，补偿机制就要破除原先"重药轻医"的医疗服务价格结构，提高体现医生劳动技术能力的医疗服务价格比重；再次，要进行相应的制度配套改革，平衡政府部门、医保机构、患者、医院、医生之间的利益关系，控制医疗机构的其他成本为医疗服务价格调整创造空间；最后，逐步建立可以体现医疗服务公益性、提高医疗服务供给积极性、保障医疗服务供给可持续性的新机制。医疗服务价格机制改革的原则就是既不增加患者负担，又能激励医务工作者提高劳动积极性，既不加重政府的财政补贴压力又不导致医疗保险基金收不抵支。简言之，如何协调并平衡政府、医保机构、医药企业、医疗机构、医务人员、患者等相关主体之间的利益关系，是本书关于医疗服务价格机制改革研究的重点内容。医疗服务价格直接影响医疗机构和医务人员医疗服务的供给行为，并对医疗服务费用，医疗服务的资源配置、医疗服务数量与质量、医疗服务的需求数量与结构以及医疗服务体制中的效率与公平产生明显的影响或制约作用。因而，研究医疗服务价格机制改革，对整个医疗服务体制改革能否顺利进行，对能否解决医疗服务领域的矛盾等问题，都具有极其重要的现实意义。

第三节　国内外相关文献研究

一　国外研究综述

国外对医疗服务价格的研究起步早，成果较为丰富，既从理论层面分析医疗服务的性质、医疗服务价格的制定方法，又通过实证探讨政府干预医疗服务价格的影响以及调控医疗服务费用的方式等。

（一）医疗服务特殊性的研究

国外学者对医疗服务的性质研究开始较早，现基本达成了医疗服务具有特殊性的共识（Mushkin，1958；Arrow，1963；Klarman，1963；Culyer，1971；Pauly，1988）。阿罗（Arrow，1963）认为，与竞争型市场相比，医疗服务产品具有较强的外部性和内在技术复杂性，医疗服务行业中广泛存在的不确定性和风险会造成一定程度的市场失灵。库莱尔和辛普森（Culyer and Simpson，1980）认为，医疗服务存在外部性，格林沃尔德和斯蒂格利茨（Greenwald and Stiglitz，1986）则进一步指出，医疗服务的提供方医生具有高度专业的医学知识，相较于患者具备更多关于其病情和治疗方法的相关信息。并且这种信息不对称将使医疗资源配置无法实现帕累托最优。马斯格罗夫（Musgrove，1996）宣称医疗服务不能进行标准化生产，很难通过以往经验来获得诊疗方面，如成本费用、医治方案等精确数据。医疗服务生产的不确定性、外部性、风险性以及信息不对称等性质决定了医疗服务市场存在市场失灵，这为政府对医疗服务领域的干预提供了强有力的理论依据。

（二）政府规制的必要性研究

医疗服务行业的特殊性，使它无法完全通过市场机制来实现人们对健康的需求，需要政府进行必要干预。学者从理论和实证方面对政府能否干预医疗服务市场做了研究，主要侧重于费率设定对医疗服务费用和医疗机构服务量的影响方面。拜尔斯和斯隆（Biles et al.，1980；Sloan F. 1983）政府规制采用费率制的效果进行实证分析表明费率规制在总体上能降低医疗服务费用。进一步地，有学者运用美国 1970—1982 年的数据实证研究证明采取了费率管制的州，医疗机构住院患者的平均每日费用和入院费用等都有明显下降（Longest B.，1988；Dranove D. and Cone K.，1985）。但布罗伊勒斯等（Broyles et al.，1985）则认为，政府也有失灵的地方，政府失灵将导致政府干预的失败从而导致医疗服务领域的问题更加糟糕。米切尔（Mitchell S. A.，1982）对三个州的政府价格干预实证分析后得出，费率设定阻断了医疗服务供给和需求方的真实价格信号传递，医疗服务资源不是由市场机制配置，从而导致医疗机构只能通过增加医疗服务的数量提供来实现总收入增加以维持医疗机构的持续运行。

沃辛顿（Worthington N. L.，1982）也持同样的观点，他指出政府对费率的设定，会促使医疗机构增加对患者的医疗项目供给而保证其总收入不减少，比如提高医院病床的使用率、延长患者不必要的住院时间等。还有学者则指出政府干预医疗服务价格时若过分强调降低医疗成本，可能会导致医疗机构一些规避风险行为，如拒收同样病种但病情更重的患者或缩短患者住院治疗时间（Hodgkin and

McGuire，1994）。相反地，Wholey（2006）等对政府干预医疗服务价格做了专门的实证研究，研究结果显示，美国4000多家HMOS的平均生产率从1990—1996年迅速上升而从1997—2001年却又下降，但医疗服务质量却得到了有效提高，原因是消费者也参与了规制，而不仅仅是政府。伯滋奥尔（Birdsall；1989，2006）则宣称医疗服务的需求随着经济水平的提高而不断增加，从而导致政府的财政负担越来越大。随着疾病谱的变化，医疗服务从以公共品为主转变为以私人品为主，因此政府在医疗服务领域的职责范围应该逐渐缩小。

近年来，学者把关于政府对医疗服务市场的干预的焦点转移到了政府干预医疗服务价格的目标和方法上。罗伯特（Robert I. Field，2007）认为，医疗服务价格管制的目标是在扩大医疗服务的可及范围、提高医疗服务质量的同时控制医疗费用上涨之间，这三个目标至关重要但要同时实现却又非常困难。于尔根等（Juergen et al.，2007）认为，政府对医疗服务价格的干预，正在从医疗服务费用控制为重点转向医疗服务费用和医疗服务质量控制两方面并重上来。路·那恩斯等（Rui Nunes et al.，2011）提倡阳光规制，提高医疗卫生服务价格规制过程中的广大消费者或其他社会民众的参与范围和参与程度，使其能获得更充分的信息以便能自由选择医疗服务提供者。

（三）医疗服务定价方法的研究

国外学者对医疗服务价格形成机制的研究，主要集中在医疗服务价格制定的方法上，在医疗服务的定价方法上做了有益尝试。鲍姆加德纳（Baumgardner，1981）认为，应该以医生的总工作量与一个特定系数的乘积来确定某项医疗服务的价格，这一方法叫作RBRVS定价法（Resource-Based Relative Value Scale），但具体系数的值如何确定他并未展开讨论。霍特林（Hotelling，1983）提出，公共品应该按照边际成本制定价格的理论，因为医疗服务具有公共品属性，因此凡是认同医疗服务具有公共品属性的多数学者都认为应该采取边际成本制定医疗服务价格的方法。进一步地，还有学者认为医疗服务行业固定成本投入较高且存在规模经济效应，因此医疗服务价格应制定在边际成本之上，即边际成本溢价法（Marder W. D. and Zuckerman S. 1985）。但 R. H. Coase 和 MasuUekusa（1992）则认为，采用边际成本溢价法制定医疗服务价格，会加大政府支出负担，且很难正向激励医疗机构提高经营效率。施耐德（John Ernest Schneider，2000）提出了医疗服务价格的制定应该参考公共事业价格上限规定的设计方法。杰克逊（Jackson T.，2001）通过实证分析澳大利亚的医疗机构根据病种支付费用中的对应成本权重，提出应该参考其按疾病分组为基础的医疗服务支付办法并且参考其权重值，通过设定相对权重来测量成本并制定医疗服务价格。莫斯尔罗斯（Mossialos，2002）提出以医生工作量、财政补贴为基础的方法来制定医疗服务价格。可以看出，国外学者对医疗服务价格的形成主要侧重于医疗服务的具体定价方法和定价模型设计上的研究，系统性、整体性的价格形成机制的研究还不多。

（四）医疗服务费用调控的研究

自 20 世纪 60 年代起，由于大多数国家的医疗服务费用迅速攀升，如何控制医疗服务费用便成为学者研究的焦点。国外学者对医疗服务控费的问题研究主要侧重于医疗保障和医疗保险的支付方式等方面。经研究证明，医疗服务市场中医疗服务的供给方和需求方、供给方和支付方、支付方与需求方之间存在信息不对称问题，所以按医疗服务项目付费（fee-for-service，FFS）很容易导致"供方诱导的过度消费"或"供方诱导的需求"，从而推高医疗费用（Gerdtham and Jonsson，2000）。因此，多数学者认为采用预付制的支付方式比按服务项目付费的后付制方式对于医疗服务费用控制来说更为有效。施莱弗（Shleifer，1985）、德松纳斯（DesHarnais，1988）等以及朱诺一（Junoy，1999）认为，在按病种预付制的支付方式下，医院要承担成本风险因此有动力去降低成本。朗吉斯特（Longest B.，1988）通过实证研究表示，20 世纪 70 年代开始美国推行按病种预付制，1983 年起用于住院服务，在控制医疗费用方面取得了一定的成效。安德烈·施莱弗（Andrei Shleifer，1985）提出"标尺竞争理论"，认为按病种预付制支付方式可以在一定程度上促进医疗机构提升效率，并刺激其有效控制成本。费格拉斯（Fein-glass，1991）进一步分析证明了按病种预付制对住院日作用显著，预付制可以使医疗服务质量不降低的同时控制费用。帕克（Park，2007）将医疗服务控费方式分为供方、需方两类，其中针对供方的医疗服务控费模式是当下备受关注的焦点，他指出按照工资支付、预算和人头支付能在限制成本上升方面起到一定作用，但是不能起到对医疗服务效率的提升作用；相反地，在有严格的预算和激烈的竞争前提下，按疾病诊断分组和按天数等方式都可以有效地控制成本且医疗服务质量不下降。在此基础上，不少学者更进一步指出，针对供方不同支付方式的混合使用是控制医疗费用不错的办法。学者们把研究焦点转移到利用医疗保险的支付方式改革来控制医疗费用之后，关于医疗服务价格是否需要政府干预的争论也逐渐无疾而终了，研究结果也显示，控制医疗服务费用上涨最有效的方式是改革当前医保的支付方式。

二　国内研究综述

随着经济体制的转型，市场化进程的加快，在世纪之交前后，我国的医疗服务呈现费用快速上涨、政府财政补贴压力上行、公立医院经营面临亏损、医务工作者怨声载道、患者就医需求不能满足的局面。在这样的背景下，我国学者在如何控制医疗服务费用方面的研究迅速增加，主要集中于探讨医疗服务价格机制改革的必要性及其问题成因探讨、改革过程中政府与市场的作用、医疗服务的定调价方法以及价格机制的管理等方面。

（一）医疗服务价格改革的必要性及其问题成因探讨

医疗服务价格改革在整个医改中占据重要地位，忽略了价格的改革必将导致医改的进展缓慢乃至失败。郑大喜（2005）认为，科学的医疗服务价格机制是发挥优化医疗服务资源配置、提高医疗服务供给效率和满足患者医疗需求的重要条件。多数学者认为，医疗服务价格机制存在药价高、项目比价不合理等问题。孟庆跃和郑振玉（2003）认为，我国现行医疗服务的收费标准与成本以及医疗服务收费标准与医院实际收费差距大。郑大喜（2004）指出，我国医疗机构补偿有财政、医疗服务收费和药品加成三大渠道。贲慧（2009）进一步指出我国医疗服务价格与政府补贴基本成反比且联动的关系。朱恒鹏等（2014）认为，"每一次政府财政补偿政策的变革，都必然配套以医疗服务价格的调整"。然而，近年来，政府对公立医院的财政补贴与 GDP 的增速相比明显偏低，难以补偿医疗机构的政策性亏损，但是医疗服务的价格却没有提高。王高玲和钱小慧（2014）揭示过低的医疗技术服务价格促使医疗机构和医生都更倾向于使用高价药品和检查服务而不使用利润低的基药，从而造成药费占比大且医疗费用快速上涨。崔爽和韩成禄（2004）认为，医疗服务是复杂劳动，其价格应体现医疗服务技术、专业学习培训和劳动强度等的价值。谭华伟等（2016）认为，当前我国医疗服务的价格"虚有价格、虚无成本"，不能体现上述价值。

对于造成这一问题的原因，我国学者也有讨论，陈慧玲和陈运高（2012）、刘小青（2014）认为，由于我国一直以来将医疗服务定位成福利事业，所以医疗服务价格低于成本定价以显示其福利性。因此，到现在医疗服务价格机制还存在很多问题，吕兰婷和王虎峰（2015）等认为，现行医疗服务的定价主要考虑器械和耗材等物耗因素而忽略医疗技术这种无形劳动的因素，同时定调价都缺乏理论和科学模型的支撑，因此现行医疗服务价格机制不合理。王虎峰（2008，2017）肯定了医疗服务价格机制改革的必要性和重要意义，分阶段指出了医疗服务价格改革将会带来的成效，短期弥补药品加成取消的损失，中期切断医务人员灰色收入链，长期降低患者负担。因此，改革医疗服务价格机制显得尤为迫切。

（二）医改中政府与市场关系的研究

就医疗服务领域政府与市场谁来主导的问题，我国学者在 21 世纪初展开了激烈的讨论。顾昕（2005）认为，我国医疗体制改革不成功是因为在市场化过程中政府职能的缺位，下一步的改革不能放弃市场化、更不能恢复计划经济时期的体制机制，而是探寻有管理的市场化。陈钊等（2008）指出，片面的市场化是造成"看病难"与"看病贵"问题的关键，不应当以此来否定市场化。寇宗来（2010）通过建立职位分析模型和阶段博弈模型分析得出医疗服务价格市场化滞后是导致问题的关键原因。朱恒鹏（2011）认为，政府也有缺陷，但市场失灵所带来的损害小于政府失灵所导致的损害，政府应退出在价格和药品方面的管制。杜创（2013）通过博弈论模型证明，没有政府对价格管制的情况下，医疗机构不会实施过度治疗，患者就医费用将比在政府管制的条件下更低。袁国栋和顾昕（2014）进一步分析了在医疗领域信息不对称的条件下，政府对医疗服务价格的管制，会刺激医师和医疗机构通过增加服务数量来获取超额收益。持相同观点的还有，蒋文峰和王文娟（2017）认为，是价格机制的市场化不足造成的竞争和创新不足，从而导致医疗服务规模和结构的不均衡。王虎峰（2008）则认为，应该发挥政府的主导作用，特别是在筹资和分配功能以及医疗卫生服务体系的建设和发展等领域。

李玲（2009）认为，医疗服务必须回归公益性。"政府失责"与"市场失灵"是医疗服务体制改革的症结所在，正确的改革应该坚持政府主导的同时充分发挥市场机制的作用。顾海和李佳佳（2009）在对美国、英国、新加坡、德国和印度的医疗服务体系实证研究后建议发挥政府的主导作用。卢洪友等（2011）通过实证研究指出通过市场机制调节医疗服务市场不适合中国国情，需要有效发挥政府对价格规制、市场监管以及外部性矫正等方面的主导作用。通过学者观点的梳理，我们发现"政府主导"和"市场主导"之争的逻辑起点追本溯源在社会福利的衡量上。"政府主导"观点的理论源泉来自超福利经济学，认为医疗服务是准公共品，应该将医疗服务定位于公益性和福利性事业，政府是人民健康的守卫者，但不否认在运营的手段上应该引入市场机制来提高效率，"市场主导"观点的理论源泉来自古典福利经济学，认为正是因为垄断、政府失灵等因素的存在，需要通过市场机制促进实现医疗服务市场中的"帕累托最优"。

（三）医疗服务定价和调节的研究

国内关于医疗服务价格制定方面的文献研究较多，主要集中在医疗服务价格的制定方法上。孙光德（1984）认为，医疗服务商品的价格和其他商品一样由消耗的物质资料的价值 C、医务劳动者的劳动报酬所体现的价值 V 以及劳动报酬以外向社会贡献出来的价值 M 三部分构成。但是我国医疗服务价格中一直没有包含第三部分 M 的价值，这就引发了关于医疗服务价格定价方法的诸多研究，归纳起来，不外乎以成本为导向的定价方法，包括成本加成定价法以及损益平衡定价法等，以需求为导向的定价方法和以利润为导向的定价法等。张长江等（1994）认为，医疗服务价格体制应该随市场经济转型而改革，医疗服务应该按除去折旧和医务人员工资的成本定价。郑忠中（2002）提出财政与物价部门应共同制订计划指导价格，而医疗服务的主管部门应根据市场情况给予医疗机构一定的价格浮动范围，逐步下放价格权限，让管理部门和医疗机构更多地参与价格决策。吴蓉蓉（2006）认为，医疗服务项目分层级定价有利于调动医疗机构以及医务人员的工作积极性，激励和引导他们把工作重心转移到提高自身业务能力以及服务水平上来。吴焱等（2011）指出，我国目前医疗服务定价方法单一，成本结构不合理，缺乏被普遍认可的医疗服务定价标准和方法，忽视了医疗服务价格中最关键的医疗技术劳务和专业知识价值部分。

蔡江南（2014）认为，政府长期压低医疗服务价格导致我国医疗服务人才的数量和质量停滞不前，以至于医疗服务供给难以满足需求。针对这一问题，李磊等（2014）、鲁献忠等（2014）提出了一些定价模型，如权数分配法，将工作绩效、医疗事故等因素作为一定权重系数计算价格，但应用范围均较狭窄。龙钊等（2015）从经济学原理出发，提出了按病种定价的医疗服务价格模型并证明了此种定价方法符合价值规律。尤华（2016）进一步指出单病种付费的方法相对先进，但测算复杂，需要根据病种的临床路径来统计服务项目和数量。

还有些学者认为医疗服务价格的形成应该由政府和市场共同发挥作用。屈晓娟（2014）认为，当前我国医疗价格形成同时存在"市场失灵"与"政府失灵"的问题，基于医疗服务公益性的出发点，应当构建政府调控与市场调节相结合的价格形成机制。朱俊生（2017）认为，医疗服务价格是医疗服务市场中各方力量谈判、博弈的结果，建立市场化的医疗服务价格形成机制，离不开竞争性的医疗服务市场与医保购买机制。

关于医疗服务价格的调整存在的问题，陈富良和万卫红（2001）认为，无论采用何种定价方法，一段时间后，医疗服务的价格都应该跟随成本投入、医疗服务供求情况的变化而做调整。罗力（2010）指出了足够的财政补贴是维持医疗服务低价格的必要前提。如果财政补贴减少，就该相应提高医疗服务价格，以保证医疗机构的持续运转。刘晓黎等（2013）则认为我国现阶段缺乏统一的调整机制，如多地10多年未进行过价格调整，有些地区则是3—5年的调整周期，没有形成与CPI挂钩联动的调节机制。持同样观点的还有，吕兰婷等（2015）指出，我国现阶段多数地区价格调整周期过长且价格调整的理论依据和支撑还有所欠缺。针对这一问题，金春林等（2016）提出了SPEED调价模型框架，建议兼顾水平和比价关系两方面，构建科学的价格调整机制。

（四）医疗服务费用调控的研究

关于医疗服务费用的控制问题，和国际文献研究趋势一样，在承认了市场机制与医疗服务公益性之间不存在必然的矛盾关系之后，认可了市场在医疗服务价格中的作用地位后，我国学者对医疗服务总费用的控制聚焦到了医疗保险的作用机制上。朱恒鹏（2010）认为，取消政府对医疗服务价格的直接管制的同时还需重构社会医疗保险机构治理的机制，加大力度完善医疗保险体系并改革医保付费制度，才能解决医疗服务费用快速上涨的问题。曹永福（2011）对德国的医疗服务体系进行了相关研究，建议我国构建能与医疗机构相抗衡的医疗服务购买体系。施锦明（2012）解释性地指出我国现行医保体制的弊端在于其无法约束医疗机构的供给行为，作为中间支付人的医保机构与医疗机构的谈判作用很难得以体现。

顾昕（2012）则认为，控制医疗服务费用上涨的关键是建立公共契约模式，即医保机构以集团购买服务的新型市场机制，通过多元化的医保支付方式的新组合，促使形成医疗机构只有向患者提供医疗成本最小化、健康效用最大化的服务，才可得以持续经营和发展的良好行业氛围。韩俊江等（2012）进一步指出科学的支付方式是成为医保基金控制风险的闸门，能调节引导医疗服务供需方的医疗行为。费太安（2013）从契约理论的视角证明了构建第三方医保购买机制的正面影响。顾昕和袁国栋（2014）进一步分析了按项目支付不能改变医疗服务提供方的扭曲的诊疗行为，而支付方式改革可以将成本控制内化为供方的动力。廖进球等（2015）持同样的观点，认为医保支付方式的改革是破解医改难题的中心环节，通过运用博弈论研究发现，支付方式的改革可以破除"医患同盟"和"医药同盟"。王雯（2017）指出了我国目前医保体制存在的问题，认为目前我国社保经办机构和公立医院都同属行政部门管辖下的事业单位，不具备独立法人资质，甚至一些高级别公立医院的行政级别高于社保经办机构，双方很难开展平等的协商谈判。陈永正（2018）提出应该构建患者、医保、政府、医疗机构四方格局的医疗服务机制，通过医保衔接将医患双方塑造为两大地位平等的微观主体，彻底改变患者信息弱势的地位。

（五）医疗服务价格管理的研究

惊鸿（2006）认为，医疗服务价格项目的确立、制定标准等政策法规很少公开，导致民众对这种不透明的价格管理方式心怀不满。刘颖（2007）指出，医疗服务价格管理制度严重滞后是我国医疗服务价格行为不规范的主要原因。邹富良（2006）从"寻租"的视角进行分析，指出当下的价格管理模式决定了医疗服务的利益方为了追逐自身利益最大化而不惜付出巨大的"寻租"成本，这在很大程度上推动了医疗服务成本的刚性上升，造成患者医疗支出持续走高。蔡江南等（2007）认为，当下政府的价格管理在创造公平竞争与合作的环境和秩序方面做得还不够好。娄淮建和陈寿（2008）指出，我国医疗服务价格管理存在的主要问题有医疗服务价格标准与实际运行成本差距过大、地区和医院等级的差价设置不合理和护理价值得不到充分体现。石凤波和祝振铎（2013）建议探索建立信息化管理平台监督医疗机构的供给价格、项目和数量，卫生计生部门应该加强对医院项目收费管理机制的建设。

刘国恩（2015）进一步指出，医疗服务高度专业化，只有专业内的人才才能识别医疗服务的价值，政府应该从医疗服务费用的直接管理中退出，将管理更多地放到医疗服务的质量上来。贾洪波（2016）从制度变迁的角度分析了我国医疗服务价格管理由严格管制、放权让利到放管结合的趋势。我国应该坚持放管结合的医疗服务差别化管理的路径。王雯（2017）从治理的视角研究得出医疗服务价格管理不仅离不开市场的自发调节，也少不了政府的治理。王虎峰等（2017）认为，医疗服务价格管理需要建立部门之间的协调机制，同时建议建立科学完善的医改信息监测平台，进行仿真测算和全程监测，保证数据的完整性和连续性，以解决各部门之间数据不能共享的问题。

（六）医疗服务价格机制中的利益关系研究

从现实情况看，医疗服务领域价格改革的这把"手术刀"一挥便会切到多个经济主体的神经，包括财政部、卫生部、人社部、发改委、药品管理等部门、医疗机构、医药企业和患者等方面，任何忽略利益关系而企图从单一方面去破解医疗服务价格改革的想法都只能是盲人摸象。（丹尼尔·F. 史普博，1999）徐揆等（2007）从利益相关者理论的角度分析了医疗服务领域的利益相关者包括政府部门、医院及医生、股东、社区、药商、患者和新闻媒体等主体。除此之外，我国学者从博弈、政治学的视角研究了医疗服务价格机制改革中的利益博弈。夏冕（2010）从博弈论的角度研究分析认为我国医疗服务的价格经过医疗服务体制内各利益集团相互博弈得以形成。朱恒鹏（2011）认为，政府的垄断地位决定了医疗服务价格机制中各经济主体博弈时，政府部门处于强势地位，在"以药养医"体制下，"政府—医院—医生—药企"结成了"利益联盟"（曼瑟尔·奥尔森，2007）致使医疗费用越来越高。蔡江南（2013）认为，政府应该勇于放权，职责范围聚焦到行业监管方面，破解各方利益主体博弈的迷局。柯雄和陈英耀（2014）基于群众、公立医院、医务人员三方利益主体的视角对公立医院医疗服务价格监管的效用进行分析，并据此提出以价格监管部门为主体，协调多方共同参与监管的建议。邱玥（2016）研究认为，与权力关系密切的各利益相关方占据了支配地位，致使医疗服务经济主体博弈不充分、不均衡，因此，应利用改革去打破医疗服务价格制定、医疗服务供给、医药流通等各个环节和方面的利益链条。刘飞跃（2017）认为，医疗服务价格涉及多元化的利益主体，既有物价部门、医保部门，又有医疗服务的供应者医疗机构以及医疗服务的患者，还有其他相关的经济主体等。他们在医疗服务价格的形成过程中存在对利益的非理性角逐的问题。

三 文献研究评价

总体来说，国内外学者都各自根据所处的不同社会环境所面临的一系列的医疗服务问题对医疗服务价格体系进行相关研究，成果较为丰富，客观上为本书继续深入研究医疗服务价格机制深化改革的问题奠定了良好的基础。以往国内外对医疗服务价格的相关研究呈现以下特征和趋势。

（1）从研究视角来看，国内外以往诸多学者从公共政策学、公共管理学、政治学和社会保障学的角度进行分析研究的居多，经济学视角分析的数量次之，而从政治经济学利益关系视角研究的更是鲜有所见。

（2）从研究方法来看，以往文献对医疗服务价格机制的研究多从单一理论出发，或者就现实情况出发而谈一些政策建议措施，缺少理论与方法论的支撑，鲜有用马克思唯物史观、马克思利益观的方法论将价格机制与经济体制、利益关系联系起来进行动态分析的。

（3）从研究内容来看，早期国内外对医疗服务价格机制的研究较为单一，主要集中在某一方面，如医疗服务的性质、有无必要对医疗服务价格进行规制、医疗服务定价的方法等。随着经济社会的发展，医疗卫生领域出现了新的"看病贵、看病难"现象，针对新的问题，近期的医疗服务价格机制研究的范围得以逐渐拓展，主要针对医疗服务价格改革的必要性和意义、医疗服务价格中政府与市场定位，以及医疗服务费用调控等进行了研究。但是，这些研究都专注于某一方面，系统性、本质性的研究涉足较少，一是鲜有较全面分析医疗服务价格及其内在机理，以及与其他因素作用机制的研究；二是医疗服务价格的配套改革研究的较少；三是对医疗保险的研究限于保险学和社会保障层面，将其与医疗服务价格机制的内在逻辑联系起来研究的文献也不多见。

现阶段，我国的医疗服务价格机制的改革已经正式进入制度构建的阶段，利益关系问题一直是政治经济学研究的对象，本书的研究就是试图在现有研究的基础上有所突破。本书将对医疗服务价格机制的内涵及构成及其相互关系进行理论阐释，将融医疗服务价格、利益关系和经济体制转型的内在逻辑与影响机理于医疗服务价格机制构建的制度内容之中，研究经济体制转型对医疗服务价格机制改革会产生何种影响，并分析医疗服务价格机制运行中的经济主体之间的利益关系，以及阐释经济体制深化改革对医疗服务价格机制改革中的利益主体及其利益关系的作用机制，对于我国走出医改困境并解决医疗服务领域的各种矛盾具有深远意义。

第四节　研究内容和技术路线图

本书综合运用马克思劳动价值论、价格理论、政府与市场关系理论、利益关系理论、制度变迁理论与奥尔森的利益集团理论作为基础理论和基本分析工具，循着"现状考察和文献综述（发现问题）—理论研究（分析问题）—案例实证分析（检验理论）—政策建议（解决问题）"这一逻辑思路来构建一个技术线路图（见图 1-2），旨在比较系统、全面、深入地研究医疗服务价格机制相关的一系列重大问题。

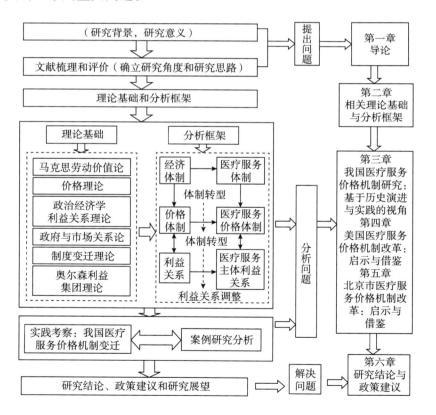

图 1-2　本书研究技术路线

　　本书根据上述技术路线图展开研究，共分为六章，主要内容概述如下：

　　第一章为导论。本章首先抓住我国医疗服务行业面临"看病难、看病贵""以药养医"等一系列问题和困境，提出了构建科学合理的医疗服务价格机制是医疗改革的题中要义。在明确本书研究目的和研究意义之后，着手梳理国内外文献，发现以往国内外文献鲜有用政治经济学的视角来系统性地将医疗服务价格机制涵盖医疗服务价格形成机制、调节机制和监管机制三方面阐释全面的；鲜有用马克思主义的利益观来分析医疗服务价格机制改革中的相关主体利益及其利益关系变化的；也鲜有用历史分析法来阐释医疗服务价格与医药、医保之间的联动关系的。从相关文献评述之中，了解并掌握目前已有文献的精华和不足之处，以此为本书研究的突破口，根据相应的研究方法和研究思路，提炼本书可能的创新之处和不足之处。

　　第二章为相关理论基础与分析框架。首先，对本书的重要概念医疗服务、公立医院、医疗服务价格等进行了独立的思考和界定，进一步对马克思的劳动价值论、价格理论、政府与市场关系理论、利益关系理论、制度变迁理论与奥尔森的利益集团理论进行了梳理，并在此基础上尝试构建起统贯全文的一个理论分析框架。其次，从价格机制与经济体制的关系、价格机制与其背后各经济主体之间的利益关系变化出发，考察不同经济体制决定的不同价格机制类型及其背后人与人之间的利益关系格局，特别是着重研究伴随体制改革及其转型过程中的价格机制改革、价格机制改革关联的各经济主体的利益关系。本书认为，无论是在何种社会经济体制之下，经济主体之间都有着不同的利益诉求，而价格关系到各主体的经济利益，价格的任何变动，都会引发各经济主体之间利益的变化以及利益关系的调整，而价格机制又受制于既定的经济体制。在阐明医疗服务体制改革及其转型、医疗服务价格机制调整与其背后的各经济主体间的利益关系的变动及其协调的基础上，又对医疗服务的特殊性进行了分析，研究了医疗服务价格机制的构成及其相互间的关系。本书认为，计划经济体制决定的医疗服务价格机制不能客观反映医疗服务供给方的劳动价值，造成国家财政负担过重、供给受到抑制、患者就医选择权被限制等问题，单一市场经济体制下的医疗服务价格机制能反映价格规律和供求关系，但又忽略了医疗服务的特殊性，也会引起经济主体之间的利益矛盾。因此，不合理的价格机制则会引起经济利益的矛盾甚至冲突。在医疗服务价格的形成、调节和监管机制中政府与市场缺一不可。

第三章为我国医疗服务价格机制研究：基于历史演进与实践的视角。循着中华人民共和国成立至今实行计划经济体制、计划经济体制改革进一步向市场经济体制转型的制度变迁路径，我国医疗服务制度体制也经历了计划管制时期、市场化改革和宏观调控下的市场化历史演进，本书将我国医疗服务价格制度变迁分为三个阶段：计划经济时期，以福利性为目标的高度计划管制阶段（1949—1978年）；改革过渡时期，公益性衰减的市场化过渡阶段（1979—2009年）；新医改时期，公益性回归阶段（2009年至今）。着力分析了这三个阶段中价格机制的特征、具体运行方式、作用效应，以及医疗服务价格机制对相关主体利益关系的影响。紧接着分析了我国现阶段医疗服务价格机制中仍存在的深层次问题：在医疗服务价格形成机制方面，市场参与程度尚不足；在医疗服务价格调节机制方面，市场作用相对弱化；在医疗服务价格监管机制方面，"九龙治水"而"水不得治"等，中国特色社会主义已经进入了新时代，新的历史阶段对医疗服务的水平提出了更高的要求，以上问题如果不解决，医改将很难进一步推进，更谈不上"健康中国"战略目标的实现。

第四章为美国医疗服务价格机制改革：启示与借鉴。本书选取美国作为样本，研究并分析其在市场经济体制框架下的医疗价格机制的改革及其相关主体之间的利益关系、相关主体的博弈等变动情况，并从医疗服务体制和医疗服务价格机制改革两方面得到四点启示：一是医疗服务价格改革涉及错综复杂的利益关系，需要协调各方利益关系，打破现有既得利益格局，改革方能向前推进。二是积极发挥市场机制在价格机制的形成、调节和监管过程中的作用，同时充分发挥政府的引导作用。三是推进医疗服务支付方式的改革将对医疗服务的供方和需方产生有效、正面的制衡作用。四是积极推行医疗服务领域相关主体参与共同决策的医疗服务价格动态调整机制。简言之，政府作为医疗服务价格改革的核心推动力量，在协调和平衡各相关利益集团关系中发挥着关键作用，对于民众等弱势主体要给予大力支持和保护，增强其谈判议价能力，既要保障群众的基本利益，也要充分重视各大利益群体的诉求。重视市场作用，重视市场主体根据供求机制、竞争机制自身对医疗服务价格的调节作用。引导医疗服务各相关利益主体借助市场力量，重点通过谈判协商来推动医疗服务价格改革的推进。

第五章为北京市医疗服务价格机制改革：启示与借鉴。北京市是我国最早医疗服务体制改革试点的城市之一，率先推开破除"以药养医"的医疗服务价格改革，主要做法有：取消药品加成，增设医事服务费，调节医疗服务价格，改革医保支付方式，调高医疗救助水平等措施。其改革的内在逻辑如下：基于人民的利益出发—以破除"以药养医"为切入点—取消药品加成、阳光采购—破除医务人员和医疗机构与药企之间的"分利联盟"—切断医疗服务供给方"以医卖药"的收入渠道—（可能导致医疗服务供给方的经济利益损失）—（可能导致供给方积极性受挫）—不减少医疗机构和医务人员的利益—（平移改革）—增设医事服务费—调整医疗服务价格—上调医务人员劳务技术占比高的项目价格—确保医疗机构和医务人员利益不受损—医疗服务供给方积极性提高—（可能导致患者费用支出增加）—医保报销力度加大、报销范围扩大—医保支付方式改革—医疗服务成本优化—患者医疗费用得以控制—（同时）医疗服务质量更高更好。简言之，医疗、医保、医药的"三医联动"及其配套改革，能够使相关主体利益关系相对平衡，最终起到"调结构，转机制，控总费"的作用。在此基础上，得出三点启示：一是"医疗、医保、医药"三医整体联动改革，互相配合，可以达到"调结构，转机制，控总费"的效果，从而协调各方利益关系；二是充分发挥价格杠杆的调节作用，对不同医院、不同职级医务人员实行差别化定价，实现"两个充分释放"，从而激励医疗服务人员保质保量地提供医疗服务、不断提高医疗服务水平，促进分级诊疗的推行；三是明确药品、检查器械以及劳动力作为生产要素的定位并且促进生产要素市场化，转变医疗服务供给方意识，主动并积极控制医疗服务成本费用，特别是药品、器械检查以及杜绝过度治疗等。

第六章为研究结论与政策建议。本章在总结借鉴美国医改与我国北京医改经验启示的基础上，针对现阶段新时代背景下医疗服务价格机制尚存的深层次问题，笔者试图站在理论与实践相结合的高度，概括出我国医疗服务价格机制改革的要旨，本书认为解决医疗服务领域的供需矛盾是深化医疗服务价格机制改革的目的；兼顾协调各方利益关系是深化医疗服务价格机制改革的根本；适应社会主义市场经济体制完善是深化医疗服务价格机制改革的前提；正确处理政府与市场的关系是深化医疗服务价格机制改革的手段。进一步给出了解决我国医疗服务价格机制现存问题的相关对策建议：一是坚持以人民为中心的根本利益观、统筹兼容相关方利益，坚持公立医院医疗服务公益性的价值导向；二是在新时代背景下，从医疗服务价格形成机制、医疗服务价格调节机制与医疗服务价格监管机制三个方面构建和完善科学合理的医疗服务价格机制以及包含"三医联动"在内的相关配套制度等。

第五节　研究方法

医疗服务价格机制改革是我国医疗体制改革中带有基础性和关键性的改革内容，具有牵涉面广、利益调整程度深、改革难度大、内在逻辑复杂等特点。因此，研究我国医疗服务价格机制改革必须透过现象深刻分析其中存在的各种矛盾，涉及价格形成、价格调节和价格监管的方方面面，对不同的问题要采用不同的研究方法和分析工具。本书主要采用的研究方法如下：

第一，矛盾分析法。医疗服务价格机制的建立健全过程中也存在诸多矛盾，形成了各种利益冲突，本书从马克思主义利益观出发对不同矛盾进行了研究分析。一是从经济体制转型出发，分析了新旧体制转型过程中的新旧价格机制的排异、接纳到兼容的矛盾形成和转化过程，以及由此引致的阶段性抑制、转化乃至平衡的医疗服务供给与需求之间的矛盾；二是分析了医疗服务供给侧相关利益主体之间的矛盾、医疗服务的需求侧相关利益主体之间的矛盾以及医疗服务支付方之间的矛盾等。本书中，矛盾的分析法体现为既看到不同矛盾的对立面，又看到不同矛盾构成的统一体；既注重对各阶段不同矛盾的特征的静态分析，更注重各矛盾的阶段性转化的动态分析。

第二，历史分析法。历史分析不是史料的堆积，而是透过历史现象寻找其规律性的本质所在。医疗服务价格机制演变是一个历史过程，与我国的经济体制及其医疗服务体制的改革和转型同步，因此梳理其不同历史时期价格形成、调节和监管的内在机理，弄清来龙去脉，就成为认识现状、研判趋势的题中之义。本书第三章主要运用了历史分析法，梳理了我国医疗服务价格机制从计划经济时期到市场化改革过渡时期再到新医改时期的历史进程，对不同时期的价格形成、调节和监管进行了比较，揭示了计划经济时期政府对价格过度干预产生扭曲、而市场化改革的过渡时期又存在市场失灵的规律，从而认识到只有政府与市场两只手有机结合才能有效解决医疗服务的供需矛盾问题。

第三，博弈分析方法。博弈论是分析人与人之间行为影响的理论工具，在博弈矩阵中每个人的决策都会受到他人决策的影响，并最终影响自身利益。医疗服务价格机制改革中也涉及了多方博弈的局面，在本书第四章的研究中，有选择地运用博弈论的方法分析了美国医疗服务价格改革中涉及的政党、医院、医务人员、患者、医药企业、医疗保险公司以及雇主企业等利益群体对政府公共政策的影响作用机制，以及政府的行为决策对这些相关利益群体的影响机制，以期为我国的医疗服务价格改革提供参考。

第四，比较分析方法。本书运用比较分析方法对比研究了国内外关于医疗服务价格机制改革的经验与教训，说明在改革中兼顾、协调各方利益关系的重要意义，同时从不同角度为相关的政策建议提供可资借鉴的成分。本书的研究出发点是改革过程中的利益关系各方的矛盾与协调，因此一方面选用美国医改，特别是奥巴马医改前后涉及的利益群体的博弈进行了一定程度上的比较分析；另一方面，国内选取北京医改对公立医院价格改革的相关经验进行归纳、总结和一定程度上的比较分析，以验证前面对我国医疗服务价格机制改革内在逻辑的理论分析，并为本书所提出的相关政策建议提供经验基础。

第六节　可能的创新

第一，研究视角上，从马克思主义政治经济学利益及利益关系的视角透视和分析了医疗服务价格机制与利益关系的内在关联的本质。马克思主义政治经济学从阶级斗争的角度出发，研究了资本主义制度下，劳资双方的利益关系、利益冲突导致资本主义制度的历史的暂时性和过渡性，揭示了资本主义制度不是永恒的。本书基于马克思主义政治经济学利益及其利益关系的视角，研究分析了当一定的医疗服务价格机制适应一定的发展阶段的规律，适应受其制约的医疗服务体制时，医疗服务价格机制及其各相关方的利益关系基本上是兼容的、相对平衡的，这既有利于激励医务人员更好地提供更好、更高水平的医疗服务，也有利于满足患者对医疗服务的需求，也能够实现政府在一定阶段对全民医疗的基本保障。但是，当某种医疗服务价格机制偏离了一定的发展阶段的客观规律和偏离了一定的医疗服务体制的阶段性客观要求时，医疗服务价格机制背后的利益及其利益关系就会出现顾此失彼的现象，比如计划经济时期政府的利益基本实现，但患者的利益在一定程度上是低水平的，而医务人员的利益完全被忽视，从而出现利益的不平衡乃至利益矛盾和冲突，从而制约医疗服务的供需平衡和制约医疗服务的发展。

第二，研究框架上，尝试构建了一个统贯全文的医疗服务价格机制的理论分析框架。在科学界定医疗服务价格概念的基础上，用政府与市场关系理论、马克思主义利益思想剖析医疗服务价格机制改革的内在逻辑。围绕医疗公平的根本立足点，从医疗服务的价格的形成机制、医疗服务价格的调节机制和医疗服务价格的监管机制三个方面牵涉的相关利益主体、这些主体之间的利益关系和矛盾展开分析。在此分析基础上，通过构建新型医疗服务价格机制，厘清市场与政府的边界，兼顾协调各方的利益矛盾，从而实现医疗公平与效率。

第三，研究内容及研究论点上，概括提炼了医疗服务价格机制的概念及其构成，认为医疗服务的价格机制包含医疗服务价格形成机制、医疗服务价格调节机制和医疗服务价格监管机制，并分析了这三个机制之间的内在逻辑，相较于已有文献对价格机制的研究，更为系统全面；此外，现有文献还没有一个公认的医疗服务体制的定义，多数文献将此作为既定前提，从而不论。本书尝试给出了医疗服务体制的基本概念，将医疗服务体制、医疗服务价格机制与利益关系内在地连接起来，并由此建构起本书的理论分析框架。在研究论点上，笔者特别关注和强调系统观下的联动改革和配套改革，诸如为了尽量避免因医疗服务价格变动而引起的医疗服务供给方、需求方和支付方之间利益的冲突，还应该配以医药、医保、医务人员薪酬联动改革的配套制度等，这种系统性的配套可以保证价格改革的顺利推进，从而减少单兵突进造成的相关主体之间利益不均衡的状况发生。这一观点能加深对我国医疗服务现存问题的认识，并对解决我国医疗服务领域各种矛盾具有一定的参考价值。

第二章

相关理论基础与分析框架

第一节　相关概念界定

一　医疗服务

国外的一些相关文献认为医疗服务是维持、改善人们身体和精神的一系列商品和服务。我国学者王丙毅（2008）认为，医疗服务是医院或者医生通过利用医学技术和医疗设备，对患者进行治疗并使之康复的服务活动。医疗服务包含提供医疗服务的主体医生或者医院、具有维持健康、改善体质等医疗需求的患者以及用以治疗的医学技术、医疗材料和设备。在上述定义基础上，本书认为医疗服务是医院和医生根据患者维持、改善身体和精神的需求，有计划地运用医疗技术和医疗设备为患者提供咨询、诊疗、治疗、康复等服务，最终满足患者需求的医疗活动。

二　公立医院

公立医院是政府设立并纳入财政预算管理的医院，政府设立公立医院的目的是提高全民的医疗水平和健康状况，最终实现社会福利整体增值的公益性。在我国，公立医院一般为公益性事业单位。我国的公立医院是国家基本医疗服务的主战场，公民通过公立医院的医疗服务享有基本医疗保障。我国的公立医院分为基层社区、县

（区）级医院和市级医院三级。我国的公立医院经历了统收统支的计划经济时期到简政放权的市场经济时期的历史演进阶段，公立医院从政府的单一执行单位成为具有自身经济利益诉求的准市场主体。本书所研究的医疗服务主要是由公立医院提供。

三　医疗服务价格

价格是商品价值的货币体现，新古典主义经济学认为效用是价格的现实基础，而市场价格最终由供需关系决定。马克思主义政治经济学则认为商品的价格由价值规律决定，即商品的价格以商品的价值为基础，而价值量又取决于凝结在商品生产中的社会必要劳动时间，商品按照等价原则进行交换，价格围绕价值上下波动。医疗服务的本质是一种服务性商品，包括了检查、住院理疗、手术等服务劳动内容，医疗服务价格是医疗服务在市场交易中表现的货币量，是医疗市场商品价格的组成部分。医疗服务价格符合上述的价值规律和供求规律，一方面，医生提供的医疗服务中包含了医生的脑力、体力劳动，生产医疗服务的社会必要劳动时间决定了其价值。医疗服务作为商品既有价值也有使用价值，即满足患者获取健康的需求，同时具有价值和使用价值的医疗服务自然也就具有价格。患者如果要获得医疗服务的使用价值，就必须通过价格实现货币交易来实现。医生通过医疗服务价格所获得的货币化收入是医生医疗劳动价值的具体表现，但是医生的货币化收入只是作为劳动力商品的价值用以维持自身的物质资料和培训学习等劳动力再生产需求，并不完全等同于医疗服务劳动产生的价值，二者之间的差额既可以作为医院利润用于资本积累实现扩大再生产，也可以被患者以较低的价格支付获得从而实现社会福利提升。另一方面，医疗服务的价格受供需关系影响，当供大于求时，医疗服务需求不足价格下降，当供不应求时，医疗服务供给不足价格上升。但是，由于医疗服务的公益性，医疗服务价格受政府管制，若医疗服务供给方——医生和医疗机构的劳动量无法和价格收入同比例上升，必然会影响医疗服务供给，从而产生供给缺口。医疗服务价格包括门诊、住院、治疗、检验、手术、各项检查等项目的收费。

第二节　相关理论基础

商品和服务的交换都在价格这一"指挥棒"下进行，医疗服务体制中的相关利益主体根据价格信号决定着各种医疗服务的供给数量、结构与其背后涉及的劳动力、资本、土地、固定资产等生产要素的配置。任何价格的变动会引致供给与需求的变动从而引发各经济主体之间利益的变化及其利益关系的调整。中华人民共和国成立至今，我国经济体制经历了计划经济体制、计划经济体制改革进一步向市场经济体制转型的制度变迁路径，我国医疗服务体制也经历了计划管制时期、市场化改革和宏观调控下的市场化历史演进，与此同时，我国医疗服务价格机制改革经历高度计划管制时期、市场化过渡时期与新医改公益性回归时期。在不同历史阶段医疗服务价格机制的作用下，医院、医务人员、患者、医药企业、政府、保险公司等相关利益主体之间形成了不同的错综复杂的关系，为了考察医疗服务价格机制与医疗服务体制、经济体制的关系、医疗服务价格机制与相关主体利益的关系，特别是重点考察伴随经济体制改革及其转型过程中价格机制改革、价格机制关联的各经济主体之间利益关系的调整以及医疗服务价格机制中"政府"与"市场"的职能定位和作用，故本书运用马克思劳动价值论、价格理论、政府与市场关系理论、政治经济学利益关系理论、制度变迁理论及奥尔森利益集团理论等理论工具作为本书的理论分析基础。

一　马克思劳动价值论与价格理论

价值及其价格理论是经济学理论的基础与核心。一部经济学发展史，一定意义上，我们可以理解为是不同价值及其价格理论的论争和演进发展的历史。古典主义学派的劳动价值学说是马克思劳动价值论和价格理论的重要源泉。

（一）古典主义学派的劳动价值学说

古典劳动价值学说即劳动决定价值，这一思想最初由英国经济学家威廉·配第提出，亚当·斯密和大卫·李嘉图对古典劳动价值论做出了巨大贡献，是古典劳动价值理论的集大成者。

威廉·配第（1623—1687 年）是古典学派中劳动价值理论的奠基者，他首先提出了劳动是计量价值的标尺和准绳。他关于劳动价值论的主要观点集中在其 1662 年所著的《赋税论》中提到，"若生产一蒲式耳小麦所耗费劳动时间和生产一盎斯白银并将其从秘鲁运送到伦敦所耗费的劳动时间一样，那么，后者就是前者的自然价格"，这里的"自然价格"特指价值，这一例子暗含着商品的价值决定于生产该商品时所消耗的劳动时间，他还提出了"劳动是财富之父，土地是财富之母"的二元论观点，这一论点与以后斯密等的观点基本一致，此外，他宣称商品价值与劳动效率成反比例关系，但这一认识有一定的局限性，他错误地将具体劳动理解为价值的实体，认为生产白银的劳动创造了价值，而没有意识到价值是由一般性、无差别的劳动创造的。由于未区分具体劳动和抽象劳动、价值和使用价值之间的关系，导致他的劳动价值论存在内部逻辑的矛盾。

亚当·斯密（1723—1790 年）在前人的基础上，对劳动价值理论进行了系统化的研究。首先，他首次提出交换价值和使用价值概念，"价值有时表示特定物品的效用，有时又表示由于占有某物而取得的对他种货物的购买力，前者称为使用价值，后者称为交换价值"。其次，明确提出劳动是价值的源泉，并且认为"劳动是衡量一切商品交换价值的真实尺度"（亚当·斯密，1974）。可以说，斯密的这一思想为劳动价值论奠定了科学的基础，马克思后来指出，"在亚当·斯密的著作中，创造价值的是一般社会劳动且是必要劳动的量"（陈岱孙，1996）。

大卫·李嘉图（1772—1823 年）的劳动价值理论是古典劳动价值理论发展的顶峰。李嘉图在斯密的劳动价值理论基础上进行了进一步的完善和创新。一是沿袭了斯密对于使用价值和交换价值的严格区分，同时指出了使用价值是交换价值物质载体的二者关系。二是进一步指出商品的价值完全由它形成所耗费的劳动来决定，"我的价值尺度是劳动量"（大卫·李嘉图，1979）。三是认为社会必要劳动才是决定商品价值的劳动，而不是实际耗费的个别劳动，进一步指出，商品的价值量与劳动生产率成反比例关系，"商品的价值与投入它们的劳动量成正比"（大卫·李嘉图，1976）。

古典主义学派较为深刻地认识到劳动是价值的源泉，劳动时间或者劳动量构成了商品的价值，商品之间的交换实质是劳动产生价值的等价交换。但是，由于古典主义学派没有像马克思一样正确、科学理解劳动的二重性，所以古典主义学派的劳动价值论产生了很多逻辑矛盾之处，比如著名的"斯密教条"。[①] 尽管古典主义学派的价值理论对于劳动产生价值的本源讨论是有缺陷的，但其为马克思主义政治经济学劳动价值理论奠定了良好的理论基础。

（二）马克思劳动价值理论

马克思的劳动价值论是马克思主义政治经济学的枢纽，马克思在扬弃斯密、李嘉图等研究的基础上创造出了自己的劳动价值理论体系。马克思劳动价值理论的独特之处在于通过对商品性质的分析来透析并阐述劳动价值。马克思劳动价值论概括起来主要包括价值内涵、价值量、价值形式三个主要部分。

第一，价值内涵。马克思在《资本论》第一章详细阐述了价值的内涵。科学提出了使用价值和价值是商品的二因素，进一步指出商品的二因素又决定于商品生产的劳动二重性，即具体劳动和抽象劳动，"一切劳动，一方面，是人类劳动力在生理学意义上的耗费；

---

① 斯密从三种收入决定价值的观点出发，认为社会总产品的价值取决于工资、利润和地租三个部分。马克思称之为"斯密教条"。该教条的错误在于丢掉了社会总产品和总价值中的生产资料（不变资本）部分。

就相同的或抽象的人类劳动这个属性来说，它形成商品价值。一切劳动，另一方面是人类劳动力在特殊的有一定目的的形式上的耗费；就具体的有用的劳动这个属性来说，它生产使用价值"（马克思，2004）。"这些物现在只是表示，在它们的生产上耗费了人类劳动力，积累了人类劳动；这些物，作为它们共有的这个社会实体的结晶，就是价值——商品价值"（马克思，2004）。可见，具体劳动生产使用价值而抽象劳动凝结成价值。此外，劳动力也同其他商品一样，具有使用价值和价值，其价值由生产劳动力所必需的劳动时间来决定。劳动力生产需要主要包括两个方面，一方面要获得足以维持自身和家庭生活的物质资料；另一方面，劳动者通过提升自身技能来实现劳动力再生产的过程中也要消耗一定的价值。

第二，价值量。马克思对斯密、李嘉图等劳动价值论的超越，在于提出了抽象劳动的概念。马克思认为，无差别的人类抽象劳动是价值的质，而劳动时间是价值的量。其中，决定商品的价值量的不是生产这种商品所花费的个别劳动时间而是社会必要劳动时间，即"在现有的社会正常的生产条件下，在社会平均的劳动熟练程度和劳动强度下制造某种使用价值所需要的劳动时间"（马克思，2004）。对于商品价值量的生产，不同的劳动产生的价值量也不尽相同，马克思根据劳动的复杂程度将劳动分为简单劳动和复杂劳动。由于复杂劳动的专业化程度和技术水平比简单劳动更高，于是在单位时间内复杂劳动所生产的价值是简单劳动的数倍。马克思又论述了商品价值量、劳动量与劳动生产率之间的关系，他认为"商品的价值量与实现在商品中的劳动的量成正比地变动，与这一劳动的生产力成反比地变动"（马克思，2004）。

第三，价值形式。马克思的劳动价值论是逻辑统一的整体，劳动二重性与商品的二重性对应相统一。抽象劳动是价值的实体，具体劳动创造出了使用价值。使用价值和价值之间是矛盾的对立统一体，使用价值是商品体本身的物质属性，是自然形成的，是价值的物质载体。人们在生活中获取商品是因为其"可用性"即使用价值，但是必须用自己劳动生产的商品交换才可以获得，所以获得使用价值必须让渡价值。另外，价值又不能脱离使用价值这种物理形态，脱离使用价值的价值就是"空中楼阁"。

（三）马克思价格理论

马克思劳动价值论是马克思价格理论的基础，马克思价格理论主要涵盖价值规律和生产价格理论两大部分内容。

第一，价值规律。商品经济条件下，价值规律是商品生产和交换的内在必然规律，其基本内容是"商品的价值由生产商品的社会必要劳动时间决定，商品交换按照由社会必要劳动时间决定的价值量进行，这是贯穿于商品生产和商品交换中的一种不以人们意志为转移的客观必然趋势"（刘诗白，2004）。由于价值由抽象的劳动创造而来，所以价值的实现必须借助价格这一货币的具体形态体现出来，虽然供求关系使单一商品的价格与价值有所背离，但是从全社会的商品价值总量看，依然体现出了价值之间的等量交换原则，并且价值总量也必然等于价格。即马克思所言"要使一个商品按照它的市场价值来出售，也就是说，按照它包含的社会必要劳动来出售，耗费在这种商品总量上的社会劳动的总量，就必须同这种商品的社会需要劳动的量相适应，即同有支付能力的社会需要劳动的量相适应。竞争，同供求关系的变动相适应的市场价格的波动，总是力图把耗费在每一种商品上的劳动的总量化为这个标准"。（中共中央马克思恩格斯列宁斯大林著作编译局，1995）这说明了价格围绕价值变动的主要原因有供求关系的变化，商品供过于求将导致价格下降，甚至低于本身价值；商品供给小于需求将导致价格上升，甚至可能高于商品本身价值。只有当商品的供给与需求均衡时，商品的价格才与其价值相等，当然这里不考虑货币供求变动因素的影响。

第二，生产价格理论。生产价格理论是马克思价格理论的核心。他说"我们在第一册和第二册只是研究了商品的价值，现在，一方面，成本价格作为这个价值的一部分而分离出来了，另一方面，商品的生产价格作为价值的一个转化形式而发展起来了"（中共中央马克思恩格斯列宁斯大林著作编译局，1995）。生产商品过程中的价值由"不变资本价值、可变资本价值和剩余价值"三部分组成，用公式表示为 $w = c + v + m$。这三部分价值中，不变资本是原材料、机器等固定资本和流动资本的价值转移，而可变资本价值和剩余价值是由工人的劳动创造出来的，剩余价值被资本家无偿占有。生产资料产生的不变资本价值和工人劳动产生的可变资本价值的总和就形成了商品的成本价格。如果用 k 表示成本价格，原来商品价值 $w = c + v + m$，就转化为 $w = k + m$。可见，商品的成本价格和商品生产所耗费的价值量是不相等的，成本价格总是小于生产商品过程中所产生的价值总和，两者之间的差额就是工人劳动产生的剩余价值 m。于是不变资本 c 和可变资本 v 成了生产成本之后，"剩余价值，作为全部预付资本的这样一种观念上的产物，取得了利润这个转化形式"（中共中央马克思恩格斯列宁斯大林著作编译局，1995）。

当剩余价值转换为利润之后，商品价值＝成本价格（预付资本）＋利润，利润与预付资本之比就是利润率。资本的逐利性使得低收益资本不断向高收益部门流动，最终使各部门利润相同，取得平均利润率。各部门基于等量资本获得相同利润的标准，进行剩余价值分配。导致有机构成高的部门获得的剩余价值高于部门劳动者创造的剩余价值，有机构成低的部门所得剩余价值低于部门劳动者创造的剩余价值，表现为"有机构成高的部门所得的利润高于有机构成低的部门，最终，预付资本的大小决定了部门利润的多少"（刘有源，2007）。

在利润转化为平均利润的同时价值也转化为生产价格。平均利润出现后，商品的生产价格就由成本加利润转化为成本价格加平均利润。马克思指出"求出不同生产部门的不同利润率的平均数，把这个平均数加到不同生产部门的成本价格上，由此形成的价格，就是生产价格"（中共中央马克思恩格斯列宁斯大林著作编译局，1995）。马克思认为，利润和生产价格是剩余价值和价值的具体形态，部门内的利润和剩余价值、生产价格和价值不一定相等，但这并不意味着背离，社会所有生产部门工人所创造的剩余价值总和，一定等于所有生产部门利润的总数，同样地，全社会商品的生产价格总和也一定与其同价值总量相等。

当商业资本加入后，利润会在产业资本和商业资本之间进行分配，其实质是产业资本家将部分剩余价值让渡给商业资本家。于是生产价格就不是成本价格加平均利润了，而是成本价格、产业利润和商业利润的总和。产业资本家向商业资本家所出售的商品价格小于商业资本家的出售价格，产业资本家出售的全部商品价格也小于全部商品的价值。

通过梳理马克思价格理论，我们发现，马克思价格理论并不排斥供求均衡理论。西方价格理论的核心主要是以新古典学派的均衡价格理论为主，这一理论的代表人物是马歇尔，认为价格是由供给和需求共同决定，均衡价格理论也是现代价格理论的重要核心之一。马克思曾多次论述在价值、价格形成中供求变动的重要性，认为供求变动不但影响价值形成，还通过市场价格波动引导价格与市场价格相一致，使生产的商品与社会需求相一致。

马克思劳动价值理论和价格理论对当前多方面的价格改革具有重要的指导意义。一是商品价值的源泉是劳动，价格是价值的货币表现形式，提高价格并不能提高价值，在总量上，价值总量等于价格总量。二是在价值规律的作用下，商品价格围绕价值上下波动，不可能存在一成不变的价格体系。三是平均利润率，对于某些商品和服务实现政府定价提供了一个可供参考的标准。

二 政府与市场关系理论

政府和市场是配置资源的两种方式，政府与市场关系理论贯穿于经济理论与实践的全过程，不同时期产生相应不同的主导理论，下面从以下几个历史阶段来梳理政府与市场相关理论及其演变过程。

（一）重商主义的绝对政府管制理论（15—18世纪中期）

重商主义最早作为国家政策出现并逐渐成为经济学说理论，产生于15世纪西欧封建制度解体和资本主义生产方式产生时期，这一学说代表商业资产阶级的经济利益，主张政府对经济的干预，以增强本国实力。重商主义理论认为一国积累的金银越多，就越富强。重商主义主张在发展国内经济时，政府要对农业、制造业和商业进行积极干预，通过税收积累财源；发展对外经济时要通过高关税、限制进口等贸易保护，保证本国的贸易顺差。重商主义促进了早期资本主义工商业和贸易的发展，促进了早期资本主义生产方式的形成。

（二）古典自由市场主义理论（18世纪后期至20世纪）

古典自由市场理论起源于18世纪重农主义学派，重农学派是18世纪50—70年代的法国古典政治经济学学派，以自然秩序为最高信条。其创始人是魁奈，盛行于集大成者亚当·斯密时期，让·巴蒂斯特·萨伊、大卫·李嘉图等都是自由主义的拥护者和重要代表人物，他们的核心思想是放任的自由市场主义，政府不要干预市场。

魁奈主张自由放任主义，他认为，人类社会和物质世界相似，存在不以人们意志为转移的客观规律，若人类按照自然秩序准则来制定人为秩序，这个社会就处于健康状态。因此，也就认为经济发展是有其自然客观规律的，政府不应干预改变这种规律，干预会妨碍经济的自然发展，产生病态的后果。

亚当·斯密继承了重农学派的经济自然规律观点，奉行经济自由主义观点，其自由主义思想集中在其经典巨著《国富论》中，认为在商品经济中，人们在"看不见的手"的指引下，以个人利益最大化为目的，所做的各种选择而使社会资源达到最优配置。认为市场将能自然地调节自身的问题，并且能产生比当时饱受管制的市场更为有效的状态。斯密批判了以重商主义为依据制定的各种干预经济的政策法令，从原则上否定了国家对政府的干预。政府的义务应当扮演好保护自由市场的"守夜人"角色，即保护社会使其不受侵犯；保护每个社会成员使之免遭侵害；以及建设并维护某些公共事业或公共设施。

萨伊（1767—1832 年）也是古典自由主义的代表性人物。萨伊在其著作《政治经济学概论》中，继承了斯密的自由经济思想，提出了著名的"萨伊定律"。萨伊定律的核心思想是"供给创造其自身的需求"，萨伊认为，产品生产本身能创造自己的需求；在一个完全自由的市场经济中，由于供给创造自己的需求，就不会出现普遍性的生产过剩，而只会出现个别的供求失衡，并且是暂时的。

李嘉图继承并发展了斯密的自由主义经济理论。李嘉图的经济自由主义是以边沁的功利主义作为他的哲学基础的。他认为自由可使个人利益与社会利益达成统一，进而推动生产力持续发展，因此反对国家干预经济活动。

19 世纪末 20 世纪初资产阶级经济学中影响最大的以杰文斯、门格尔、瓦尔拉斯为代表的边际学派，同样认为资本主义经济具有自我调节机制，反对政府干预经济市场。马歇尔（1842—1924 年）作为经济自由主义思想和分析方法的集大成者，认为自由市场经济是实现商品和价格均衡的基本方式，是大工业的企业和产业特征。

（三）政府干预理论（20 世纪初至 70 年代）

如果说 18 世纪后期到 20 世纪前，经济学界更多地信仰自由市场经济，强调市场在资源配置中的不可替代作用，那么进入 20 世纪后，学者更多的是关注市场失灵问题和政府在经济活动中的重要作用地位。

阿瑟·塞西尔·庇古（1877—1959 年）在其《福利经济学》中证明市场无法实现社会财富分配的帕累托最优，认为全体社会成员要想实现国民收入公平分配必须依靠政府手段。庇古提出"外部不经济"概念到科斯产权理论，外部性理论充分证明了市场在外部性存在的情况下无法实现生产领域资源的最优配置。同样，萨缪尔森 1954 年提出公共产品定义后，认为公共产品是无法通过市场来提供的，市场机制不会把资源配置给公共产品生产领域，公共产品必须通过政府来提供。

20 世纪 30 年代，资本主义国家爆发经济危机，凯恩斯的著作《就业、利息和货币通论》应势而出，凯恩斯认为"萨伊定律"并不成立，供给并不能自动创造需求。在边际消费倾向一定的情况下，人们总是倾向将收入的大部分用于储蓄，而不是消费，这会导致有效需求不足，由于需求不足的长期存在，社会的总供给和总需求就难以实现均衡。凯恩斯认为，实现经济增长的前提是社会总供给和总需求要达到均衡，这就需要刺激需求以实现供求总量的均衡，他主张通过政府干预，运用扩张性的财政政策工具，扩大政府支出，增加公共投资以弥补私人投资的不足，以及增加公共消费以弥补私人消费的不足，凯恩斯认为，这些政策可以改善有效需求不足的状况，从而减少失业，促进经济的稳定和增长。

凯恩斯的政府干预理论在 19 世纪三四十年代对资本主义国家走出经济危机起到了巨大的作用。但是到了 20 世纪七八十年代美国、日本等西方国家普遍出现经济滞胀，由于凯恩斯主义缺乏微观理论，对解决经济滞胀缺乏解释力，这也是新自由主义抨击最多的地方。于是斯蒂格利茨、曼昆、罗默等在凯恩斯的框架下补充了微观理论，最终形成了新的理论流派——新凯恩斯主义。新凯恩斯主义在微观层面上的论述主要有以下几点：一是政府对价格黏性的干预。新凯恩斯主义认为不完全市场结构产生了价格黏性，具有垄断势力的厂商决定着价格，厂商为了利润不会轻易对价格进行调整。而当经济存在有效需求不足时黏性价格导致了产出和就业的下降，此时政府的财政货币政策可以有效提升需求。二是政府干预可以影响人们的预期。新凯恩斯主义者认为在经济不景气时经济体很难释放出让理性微观主体信服的改善信号，人们往往会预期经济在一个较低的水平下运行，而政府的积极干预可以释放出有效的市场信号，改善微观经济主体的预期引导人们进行更多的劳动、资本投入，从而推动经济向更高层次的均衡水平迁移。三是政府可以有效地解决不完全信息信贷市场配给不足问题。不完全信息条件下信贷市场无法甄别高风险的信贷需求者，就会产生信贷需求市场中"劣币驱逐良币"的问题（Joseph and Andrew，1981）。银行为了控制风险而设定的"高利率"门槛会产生巨大的信贷需求缺口，最终导致金融资源供给不足。此时政府的宽松货币政策，可以解决信贷市场配给不足问题（Mankiw，1986）。

（四）新自由主义理论（20世纪70年代至90年代）

政府干预理论有效地解决了20世纪初的经济大危机，并带来五六十年代资本主义国家的大繁荣，但到了70年代西方国家经济出现经济滞胀，以凯恩斯主义为代表的政府干预理论既无法解释该现象也无法提供有效的解决办法。

新自由主义由此产生，主张减少政府干预，强化充分发挥市场机制。自由主义流派众多，其中以理性预期学派、货币主义、供给学派等最为著名。理性预期学派指出，对同样的信息，通常来说民众对此的反应要比政府灵活敏锐得多，因此政府决策具有明显的迟钝性，出台的政策措施会被民众的预期对冲掉，政策效果大打折扣。进一步地，理性预期学派认为，要想保持经济的稳定可持续，必须严格遵从市场的自由调节，禁止任何形式的国家干预，因为干预也是无效的。以弗里德曼为代表的货币学派指出，在经济发展过程中，市场机制的作用是最重要的。他们坚持自由市场和竞争是资源和收入合理分配的最有效方法，是导致个人和社会福利最大化的最佳途径，政府干预经济，就会破坏市场机制的作用，阻碍经济发展，甚至造成或加剧经济的动乱。因此，他们反对采用任何形式的国家干预措施，尤其认为凯恩斯主义的政府干预理论是错误的，指出除了货币之外，政府不要管任何事情。20世纪70年代兴起的供给学派认为不能通过政府干预刺激需求，而应强调充分发挥市场机制，使生产要素供需达到均衡和有效利用。

（五）新综合理论（20 世纪 90 年代以后）

20 世纪 90 年代以后，政府与市场的互补有机结合的新综合理论逐渐走上主流地位，并被广泛接受和实践。新综合理论认为，忽视市场机制的重要作用，过分强调政府干预，已被证明不能实现经济的持续健康运转。而新自由经济主义的主张，无法实现社会的公平分配和解决市场失灵难题。因此，现代经济应是政府干预和市场机制的有机结合，相互配合，扬长避短，把"看不见的手"和"看得见的手"有效结合起来，实现经济的最优发展。在新综合理论的指导下，当代主要经济体都确立了市场机制与政府调节相结合的市场与政府关系新模式。

三　政治经济学利益关系理论

（一）古典政治经济学利益关系理论

利益关系是古典政治经济学家的重点研究对象，形成了一系列优秀成果。配第（1978）在《政治算术》中提出了"工业的收益比农业多得多，而商业的收益又比工业多得多"的观点。魁奈在其著作《经济表》中探讨了手工业者、地主和农民之间的利益关系。斯密在其巨著《国富论》中分析了社会中资本家、地主和工人三个阶级之间的利益关系，包括城乡之间的利益关系，探讨了不同利益集团间财富的分配等。李嘉图（2005）在其著作《政治经济学及赋税原理》中指出"确定支配这种分配的法则是政治经济学的首要问题"并考察了地租、利润和工资的相互利益关系，凸显了对资本主义各阶级之间利益的对立关系的分析。萨伊（1963）的政治经济学所研究的是典型的物质利益关系，"政治经济学说明，在什么情况下商业确实有利，在什么情况下一个人得到利益而另一个人遭受损失，以及在什么情况下商业对一切人都有利。"西斯蒙第（1989）在《政治经济学研究》一书中说到，"最好的政治经济学是对劳动成果的分配加以区别的政治经济学"，他所确立的政治经济学研究对象是以人的福利和分配为中心的体系。可见，古典政治经济学家都集中研究了一定社会的物质利益关系。

（二）马克思政治经济学利益关系理论

马克思利益理论是马克思理论体系的重要组成部分，"利益"是在马克思著作中出现次数最多的词汇之一。马克思利益理论内容丰富且深邃，概括起来有以下四方面内容。

第一，利益是人们一切经济活动的出发点。这正如马克思所言"人们奋斗所争取的一切，都与其利益相关"。马克思研究利益问题以"现实的个人"为起点。"现实的个人"构成人类的不断发展就是对各种产品和服务的需求过程及需求被满足的过程，这种需求的被满足就是利益的实现。"为了生活，首先就需要吃喝住穿以及其他一些东西。因此第一个历史活动就是生产满足这些需要的资料，即生产物质生活本身"（中共中央马克思恩格斯列宁斯大林著作编译局，1995）。于是这些"现实的个人"在物质生产中建立起各种生产关系，人与人之间的利益关系就是其中一种重要的生产关系，正是利益关系把生产关系中的各主体联系起来了。

第二，思想的边界决定于利益的存在，利益推动生产和生活不断前进。马克思指出："'思想'一旦离开了'利益'，就一定会使自己出丑。"（中共中央马克思恩格斯列宁斯大林著作编译局，1995）马克思认为正是人们对物质的直接需求，才使人与人之间形成了利益关系，促使人们在生产生活中形成以追求利益为主的主观思想意识和价值观念，引导着人们在各种社会活动中的行为。

第三，利益关系是社会关系的核心。马克思、恩格斯认为："每一既定社会的经济关系首先表现为利益。"只有从经济利益关系研究出发，才能真正认清生产关系的本质。马克思指出："社会关系和生产力密切相联。随着新生产力的获得，人们改变自己的生产方式，随着生产方式即谋生的方式的改变，人们也就会改变自己的一切社会关系。"（中共中央马克思恩格斯列宁斯大林著作编译局，1995）

第四，利益是阶级斗争产生的物质根源，利益包含共同利益和个人利益。马克思、恩格斯认为，阶级冲突的根源就是利益关系的冲突。社会资源和价值的分配、再分配，具体体现就是劳动力与生产资料之间、经济基础与上层建筑之间、生产力与生产关系的利益分配，阶级之间的矛盾和斗争源于这一利益分配的不平衡乃至冲突。利益包含个人利益和共同利益，其中共同利益是特殊的阶级利益，马克思说："每一个企图取代旧统治阶级地位的新阶级，为了达到自己的目的而不得不把自己的利益说成是社会全体成员的共同利益。"（中共中央马克思恩格斯列宁斯大林著作编译局，1995）从某种意义上说，个人为了实现特殊利益在某些条件下可以与他人结成共同利益，从而实现其利益追求的目标。

四 制度变迁理论

制度变迁理论在新制度经济学中占有核心地位。制度变迁理论的基础是交易成本理论，而工具是成本—收益法。诺斯认为，制度变迁是成本更低的制度对高成本制度的一种替代，降低制度运行中的交易成本是制度变迁的根本原因。由于制度非中性，从动态看制度变迁是利益集团之间相互博弈的结果，从静态看在博弈中处于强势地位的利益集团决定着制度变迁的方向。诺斯认为制度变迁主要由"第一行动集团"和"第二行动集团"两类利益集团推动，"第一行动集团"是制度变迁中的主要推动力量，决定着制度创新，可以获得更多的制度收益。而"第二行动集团"在制度变迁中属于从属地位，主要发挥执行作用，属于制度被动执行者。两类集团之间的博弈互动在制度变迁中可以分为几个阶段：第一个阶段是"第一行动集团"根据潜在的利益形成行动意识并开始行动；第二个阶段是"第一行动集团"制定并提出推动制度变迁的主要行动方案，在追求制度收益最大化和制度成本最小化原则下对方案进行评估选择；第三个阶段是"第二行动集团"接受并执行"第一行动集团"选定的方案，并进行反馈，二者的互动最终形成制度变迁。

在制度变迁中"第一行动集团"的主体往往是不同的，有时是"自上而下"，有时是"自下而上"，"自上而下"的制度变迁带有强制性，而"自下而上"的制度变迁属于诱致性制度变迁。不论采取哪种类型的制度变迁，其过程中意识形态与制度的摩擦成本都是衡量制度是否合理的准绳，当意识形态与制度摩擦成本较小时可以采取诱致性制度变迁，而摩擦成本较大时主要采取强制性制度变迁。

五　奥尔森利益集团理论

经济学家奥尔森在其著作《集体行动的逻辑》《国家兴衰的探源》《权力与繁荣》中，较系统地论述了利益集团的形成逻辑及其运作机理等内容。传统理论认为，由具有相同利益的个人所形成的集团都有进一步追求扩大这种集团利益的倾向。奥尔森对这一论断进行否定，他认为集体利益如同公共品一样具有非排他性和非竞争性，在这个集体中的成员都可以均等地分享这一利益。假定某个个人的活动对集体利益有所增进，这个个人为之所付出的成本与增加的集体利益等价。那么他所获得的实际收益等于增加的总收益除以集体成员的总人数，其他成员可以免费享有他所创造的集体利益而不需要任何付出成本。集团越大，成员越多，意味着分享收益的人数越多，那么每个人所获得的集团收益也就越小，进一步地，为改善集团利益而付出活动的某个个人所能获得的利益份额也相应更少，而其为集体利益增进所付出的成本却不会由其他成员分担。当一个成员为获得集体利益而付出的个人成本并不会由其他成员分担，其他成员可以免费享有他所创造的集体利益而不需要付出成本时，就必然会产生集体行动中的"搭便车"行为，作为"经济人"假设的每一个集体成员都想"不劳而获""坐享其成"。这一"搭便车"的行为倾向和"理性的无知"导致个人理性产生集体非理性的情况，最终导致集体行动的失败。

但奥尔森同时又指出这种集体行动的困境是有条件的，针对个人利益与集体利益的矛盾关系，他指出如果没有强制约束条件时，理性人就不会采取行动去产生共同的集体利益。解决集体行动困境的钥匙在于抑制"搭便车"倾向，将其成员产生的正外部性内部化，即通过其他获得集体利益的成员对付出成本的成员进行补偿，将集体利益转化成个人利益才能对个体参与集体行动产生激励。奥尔森认为只有区分出集体行动中的积极者和消极者并对其进行选择性激励，对积极的个体进行正向激励，对消极的个体进行反向激励，才能解决个人利益与集体行动的矛盾。但这一选择性的激励活动会耗费成本，包括对集体成员的甄别、奖惩的度量等。因此，他又将集团分为"大集团"和"小集团"。由于"大集团"规模大，成员数量多，对其成员的集体行动进行选择性激励会耗费高额成本（交易费用），实施难度很大，因此大规模的集团很难形成有效的集体行动，比如消费者，其人数至少不比社会中任一集团少，但却难以形成任何集体行动，奥尔森称其为"被遗忘的、忍气吞声的集团"。相对而言，"小集团"规模小，成员数量少，成员之间沟通协商的成本小，对成员进行选择性激励的成本也相对小得多，因此"小集团"相对"大集团"而言更有效率，更容易形成集体行动（奥尔森，1995）。

奥尔森除了根据成员数量把集团分为"大集团"和"小集团"外，还根据集体利益的性质将集团分为相容性（inclusive）利益集团和排他性（exclusive）利益集团，前者的利益主体在追求利益时是相互包容的，即所谓的"一损俱损、一荣俱荣"，后者的利益主体在追求利益时是相互排斥的。"分利联盟"就是特殊的排他性集团，分利联盟是指在社会总利益中为本集团争取更多更大利益份额而采取集体行动的利益集团。这一特殊利益集团，其利益增进的途径是"分蛋糕"，即期望通过对现有利益存量进行再分配，而非"做大蛋糕"以通过增量获得利益增进。

奥尔森集体行动理论是其利益集团的逻辑前提，而"分利联盟"则是这一理论的核心。奥尔森认为，集体中存在"搭便车"的个人，国家中也有"搭便车"的集团。正是存在大量"搭便车"的"分利联盟"致使一些国家经济增长出现停滞。这些"分利联盟"通过"寻租"活动影响政策的制定，通过牺牲国家、社会的利益来实现自己的狭隘利益，奥尔森将"分利联盟"对社会福利的损害比喻为"就像强盗闯进瓷器店哄抢，他们打烂的远比抢走的多。"分利联盟还会造成"制度僵化"。他们一旦从某种制度安排中得利，为了保护其既得利益，就会阻碍制度创新的推动。这些分利联盟拒绝对迅速变化了的环境做出反应，决策或行动迟缓，对凡是可能威胁到既得利益的制度政策一概排斥。除此之外，奥尔森将利益区分为"共容利益"和"狭隘利益"（奥尔森，2001），"共容利益"集团的利益与社会的繁荣密切相关，社会繁荣将带来其集团利益的增加，因而该种利益集团在争取利益增进时会注意减少对社会利益的危害，而"狭隘利益"集团的利益与社会繁荣无关，无论社会经济发展处于何种水平他们都不关心，着力于运用各种手段通过对社会利益存量的更多瓜分来实现其利益增进。奥尔森的利益集团理论对于本书解释为什么医药企业、医院和医生能产生合谋通过"以药养医"机制实现自身经济利益增加而有损患者健康的行为，为什么患者面对被过度治疗、医疗费用快速上涨等问题却没有形成反抗以上损害其利益行为的集体行动等具有重要的理论意义。

第三节　医疗服务价格机制研究：一个理论分析框架

一　经济体制、价格机制与利益及其相互关系

经济体制决定价格机制。一定的经济体制，如计划经济体制决定着计划价格机制及其经济主体之间的利益关系，市场经济体制决定着市场价格机制及其各经济主体的利益关系，二者有着不同的特征与内在机理。因此，我们在讨论价格机制的形成、调节和监管及其背后的利益关系格局时，是不能脱离当时既定的经济体制框架的。因此，只有将价格机制置于一定的经济体制框架下来分析研究，才能客观地分析其所影响的生产、流通、分配、消费等环节背后的经济主体之间的利益关系。

（一）经济体制与价格机制

1. 经济体制

经济体制是指一国或者一个区域内决定经济运行和要素配置的制度、规则、机制的总和。如果把经济体制看作一组制度安排，这些制度涉及生产什么商品和劳务、如何进行生产、商品和劳务怎么样实现社会交易和分配、政府在资源配置中的作用（博恩斯坦，1988）。

按照资源的配置方式，可以将经济体制划分为计划经济体制和市场经济体制两大类。计划经济体制是对资源配置进行事前指令性计划和命令的经济体制。计划经济体制下政府在资源配置中起决定性作用，经济生活的方方面面都由政府来确定。

市场经济体制是指以价格、竞争、信息等市场机制①作为配置社会经济资源基本手段的经济体制。市场经济区别于计划经济，包含四个方面内容：一是市场经济运行的动力是市场主体对自身物质利益的追求，失去经济利益的引导，经济就不可能运转。二是引导市场主体经济活动的信号主要来自市场，而不是来自人为规定的强制干预。三是市场经济调节经济运行的主要手段是价格，尽管市场经济也离不开国家的计划指导，但这种计划不应是指令性计划，而应是指导性计划。四是市场经济发挥作用的基本形式是竞争（许北海和田玉梅，1995）。相对而言，市场经济体制被公认为迄今人类社会更有效的资源配置方式，这主要得益于它有一个由供求、价格、竞争、风险等市场要素构成、具备灵敏的内在联动关系和完整的反馈回路系统、具有良好的自组织、自调节、自循环功能的市场机制。

2. 价格机制

价格机制是指决定和影响价格形成与运行的各种要素之间的结

---

① 市场机制是协调各经济主体的利益关系和行为关系的一种机理，它通过利益导向、供求变动、价格涨跌、竞争强制和风险约束的连锁互动作用于各经济主体，规定其经济行为遵循某种客观的法则、社会经济按一定的方式运转，并在客观上促使经济活动中要素合理流动、资源优化配置、整个社会经济运转趋于有序和高效。市场机制在这里不再局限于亚当·斯密"看不见的手"的古典含义，而是被赋予了现代含义，即政府有选择的或适度的干预内在其中。

构关系和内在机理，主要包括价格形成机制、价格调节机制和价格监管机制。市场价格的形成机制，是要说明价格是如何决定的，由什么决定的问题。价格调节机制则是指根据经济需要运用各种调节手段，从收集价格情报信息、制定价格政策、组织实施到政策发挥作用这一过程中的各种元素互相作用、互相影响的内在机理。价格的调节机制以价格的形成为前提，是调节价格合理运行的有效手段。价格调节主要围绕以下目标展开。一是稳定物价，防止价格总水平的剧烈波动；二是调整原有不合理的价格体系，促进经济结构的调整与优化。价格监管机制是价格合理运行的重要保障，包括价格监管的主体、价格监管的原则方法、价格监管机构的设置、价格监管形式的选择、价格监管权限的划分、价格监管手段和监督检查办法的选用等内容。

3. 经济体制与价格机制

价格的变化与一系列社会经济过程——资源配置、收入分配等——紧紧地联系在一起。而价格作为杠杆调节器的这种功能具有十分复杂的形态。它的具体形式与一定社会经济的组织构造相关联。历史证明，就价格论价格是无法触及社会经济组织的深层结构的，当然也就无法解释在一定价格形态下的社会经济运行过程。因此研究价格机制，必须将其置于一定的社会经济体制之下，价格机制是受制于经济体制的，价格机制是以特定的经济体制为其载体和条件的。价格机制的类型取决于经济体制的类型，不同的经济体制下价格机制也不同，如表2-1所示，主要体现在以下三个方面。

表2-1　　　　　　　　不同经济体制下价格机制的区别

	价格形成机制		价格调节机制	价格监管机制
计划经济体制	计划形成价格	定价主体：国家	直接调节	政府是唯一监管主体
		定价形式：国家指令		
		定价依据：国民经济计划		

续表

市场经济体制	价格形成机制		价格调节机制	价格监管机制
	市场形成价格	定价主体：经济主体自主确定	间接调节	监管主体不限于政府
		定价形式：市场机制		
		定价依据：客观经济规律		

注：主要考虑的是整个国民经济的承受能力和财政的负担能力，很少顾及决定价格形成与运行的客观经济规律的要求。

（1）不同的形成机制。市场经济体制下，大多数商品和服务的价格是由市场机制形成的，属于市场调节价；在计划经济体制下，所有的商品或服务的价格都是由政府定价，市场的要素被排斥在外。

（2）不同的调节机制。市场经济体制下，国家有关部门对大量的市场调节价只实行间接调控。[①] 而计划经济体制下，国家对价格实行的是直接调节。

（3）不同的监管机制。市场经济体制下，监管的主体不限于政府，还可能是经营主体、行业协会。监管的内容主要是法律法规政策的制定、保障市场价格机制的正常运行等；而计划经济体制下，监管的主体是国家行政部门，监管的内容几乎涵盖了方方面面。

从上述分析我们可以看出，对价格机制的研究分析不能脱离一定的经济体制框架。同时，我们应该注意到，经济体制一直处于转型、优化的动态变化过程中，因此研究价格机制，必然不能局限于静态地分析不同经济体制对医疗服务价格机制的影响，还应该重点考察研究经济体制转型这一动态的过程对医疗服务价格机制的影响效应。

（二）价格机制与利益关系

古语有云："天下熙熙，皆为利来；天下攘攘，皆为利往。"从西汉时期就有文学家司马迁《史记》的"货殖列传"中谈及"利"。短短数语就指明普天之下芸芸众生都是为了各自的切身利益

---

① 如政府定价偏高或偏低，国家可用行政手段直接进行调整或控制价格升降的幅度；如市场调节价暴涨或暴跌，国家只能用经济手段进行间接的调控。

而在奔波劳碌。从本质上看，人类各种社会活动都是以追求利益为驱动力的。在人们的一系列活动的背后，内含的是纷繁复杂的物质利益追逐。[①] 在资源有限、人们需求无限的情况下，人们从事各种活动的最终目的是利益，对于物质利益的追逐，存在于人类社会发展的各个阶段，且贯穿于生产、交换、分配和消费各个环节。

价格作为一种信号传递，影响生产、流通、消费、分配等环节的主体行为。而这些主体行为的出发点就是利益。经济主体在一定的价格机制下根据自身利益最大化原则而作出相应的经济决策和经济行为。如价格高了，生产经营者会扩大生产，消费者会减少购买等。这一过程实质上是通过价格机制使物质利益在经济主体之间重新分配的过程，其本质就是利益关系调整的过程。

就价格机制而言，价格与利益关系具有这样的逻辑。价格的形成、调节和监管离不开价格相关经济主体的活动。这些经济主体是决定或参与决定价格的当事人，包括消费者、生产者、经营者及管理者。价格行为是经济主体决定或参与决定、调节和监管价格的活动。各个经济主体的价格行为都有明确的动机和目的。经济主体的价格行为服从于经济主体的利益诉求。在价格活动中，消费者为了自身利益，其价格行为的利益诉求是实现支出最小而效用最大；生产者、经营者为了企事业单位的利益，其价格行为的利益诉求是实现利润的最大化；政府管理者则从国家或全社会的利益进行权衡利弊，其价格行为的利益诉求是谋求资源的配置和利益再分配的最佳化。

供求结构是经济结构的综合反映，供求关系是经济关系的典型

---

① 关于经济利益和物质利益这两个范畴之间的区别，经济学家有不同的看法。捷克经济学家奥塔锡·克认为："经济利益的主要形式是物质利益"，即获得一定物质使用价值、满足一定物质需要的利益。"经济利益比物质利益更为一般，它不仅限于物质利益。"苏联经济学家瓦·彼·卡曼金的看法则与之相反。他认为物质利益更一般，物质利益包括经济利益；生产利益表现生产力的再生产，而经济利益则表现经济关系的再生产；生产利益和经济利益"被概括为物质利益"。综合前述观点，本书的研究未将经济利益与物质利益做细致区分，它们都同样具有一般性。

代表。马克思指出供给与需求分别是生产者的总和与消费者的总和的统一体，这两个统一体会相互作用。市场供求关系是不断变化的，它"永无止境地摇摆不定"。价格与供求之间相互影响、相互作用，市场价格的高低会引起商品或服务供求的变动，进而引导商品生产者和需求者的行为。正如马克思所指出的："如果供求决定市场价格，那么另一方面，市场价格，并且在进一步分析下的市场价值，又决定供求。"（中共中央马克思恩格斯列宁斯大林著作编译局，1995）当市场上某种商品价格上涨后，消费者就会自动减少对这种商品的需求。而生产者在利益的驱使下就会增加这种商品的供给，使该商品的供求关系得以改善，最后实现供求基本平衡。反之，当市场上某种商品价格下降后，消费者就会自动增加对这种商品的需求，而生产者在利益的驱使下会减少这种商品的供给，从而调节该商品的供求关系，最后实现供求的基本平衡。商品供求和市场价格的相互作用是一个动态的过程。表面看价格调节的是供求，实质价格影响的是供求背后，供给者与需求者的行为，从本质上说，调节的是经济运行背后人与人之间的利益关系格局。

市场价格调节利益关系。恩格斯指出："每一个社会的经济关系首先是作为利益表现出来"（中共中央马克思恩格斯列宁斯大林著作编译局，1995）。可见，人们在社会生产中的经济关系首先表现为一种经济利益关系。在不同的经济社会体制下，经济利益关系的性质和社会内容是不相同的。经济利益关系，不仅包括横向经济利益关系，即各行业、企业之间的经济利益关系，而且包括纵向经济利益关系，即国家利益、集体（生产经营单位）利益、个人利益这三者之间的经济利益关系。在国家、集体、个人之间，行业、企业之间存在着不同的经济利益。价格联系着各方面的经济利益。在商品交换中，价格高低直接关系到交换双方的经济利益，任何价格的变动，都会引起不同部门、地区、单位、个人之间经济利益的重新分配。这是由于价格作为价值的货币表现，价值量由社会必要劳动时间决定，价格的高低在一定程度上反映凝结在商品中的社会必要劳动被社会所认可的程度。

当交换双方是等价交换时，生产它们的劳动时间就会被社会公平承认；当交换双方是不等价交换时，就有一方的劳动时间没有被社会完全承认，而另一方的劳动时间被社会超额承认。这正如马克思所言，价格的变动能参与"已有财富的另一种分配，是'财富的天平在有关双方之间的摆动'"（中共中央马克思恩格斯列宁斯大林著作编译局，1995）。它会使一些人或一方得到好处，同时也会使另一些人或他方受到损失。这个得失在量上的特点是此消彼长的关系，那种双方都受益或者受损的情况是不存在的。因此，合理的价格机制能鼓励先进、鞭策后进，不合理的价格机制则反之。进一步地说，合理的价格机制有利于使各方面的经济利益协调一致，不合理的价格机制则会引起经济利益的矛盾对立。

（三）经济体制转型、价格机制与利益关系

价格是人与人之间经济利益关系的调节器。价格的变动会引起不同地区、部门以及个人之间利益的重新分配和组合。经济体制决定价格机制，进而影响其背后的利益关系，经济体制转型将会使经济体制内部诸多要素发生变化，进而影响价格机制改革及其利益关系的调整。

经济体制直接决定价格机制的类型，而价格机制的类型直接决定价格的形成、调节和监管主体其行为及其背后的利益关系。计划经济体制下，传统的价格机制在安定人民生活、稳定物价水平等方面发挥过积极作用，但是与市场经济体制下的价格机制相比，其弊端显而易见，不同经济体制下的价格机制不同，进而其背后的利益关系格局也有截然不同的区别。主要表现在以下四方面：

一是价格形式不同。计划价格由政府行政指令决定，形式单一，价格缺乏弹性，浮动价很少。市场价格则由市场供求、竞争决定，围绕价值上下波动。

二是价格决策主体不同。计划价格决策主体主要是中央政府，地方政府有一定的定价权，经济主体没有定价权。市场价格由市场主体自主确定。

三是价格运行方式不同。计划价格运行呆滞，不能随供需关系适时调整，价格信号对供需反映相对滞后。市场价格则随市场供需关系而动态调整。

四是价格功能不同。计划经济时期的价格只作为资源的核算工具，缺乏对供需关系、利益分配、资源流动的配置作用，市场价格可以更充分地配置资源。

深层次分析，我们看到计划经济体制下的价格机制并不完全依据价值规律，价格被人为设定后，价格就很难根据实际供求围绕价值上下波动，从而产生长期价格与实际价值的偏离（万解秋和李慧中，1989）。在计划直接组织资源配置的经济中，价格也只起内部结算、调控收入的账面作用。① 当集权计划经济体制排斥了市场过程，割断了价格与结构运动的联系之后，现实的价格也随即成为一种货币符号与会计计账单位。经济结构运动的非价格化完全排斥了市场机制的作用，在经济结构中各种要素的使用配置完全依赖行政手段。这里的经济结构，包含了生产、流通、分配、消费等领域的丰富内涵，而供求结构是经济结构的综合反映，它包括产品结构与产业结构两方面，当供求结构脱离市场出现非价格化时，它由行政指令操纵的、以数量调节为主要手段的实物计划来左右。计划调节的非均衡机制与市场调节的非均衡价值完全不同，前者会产生"短缺经济"，而后者会产生"过剩经济"。②

进一步的解释是，价格在这一体制中只是核算工具，不允许对

① 需要说明的是，计划价格形成的逻辑推理并非是马克思的方法，它只是一种机械的模仿。马克思仅是在市场经济运动中抽象出价值这一基本范畴时，假定了市场供求的均衡。显然，价格是供求均衡时点上的静态数量。当引入市场运动过程后，决定价值量的社会必要劳动时间即在不同时点上表现出不同的量值。忽略后者，将导致采用静止的结构框架去束缚现实经济结构运动的教条主义原则，要求现实去适应理论，或干脆按照理论原则来控制实际经济运动。

② 短缺均衡是指社会主义经济中的一种稳定状态，在此状态下，始终存在结构性的短缺，它由匈牙利经济学家亚·科尔纳首先提出，故称科尔纳均衡。参见亚·科尔纳：《增长、短缺与效率》，四川人民出版社 1986 年版。

资源配置产生作用，供给和需求都受到了体制性的抑制，价格不能真实反映价值。虽然在行政体制的支撑下，它能够维持生存，但在长期的发展中会因低效率而逐渐失去优势，最终不可避免地走向崩溃。计划经济体制下的利益关系可概括如下，企业的盈利水平往往不取决于经营的好坏和经营主体的积极性。价格与真实价值的长期偏离，价格不能反映市场供需，企业往往接收到错误的市场信号，在资源配置中会降低资源的使用效率。若价格常年低于真实价值时，企业就很难产生利润并形成资本积累，从而产品和技术的改善是滞后的，国家为了保证低价而实施的补贴政策会造成较大的财政负担。

在市场经济体制下，市场价格是最重要的调节手段，市场主体之间是平等的，从事生产经营活动的市场主体，不是主要按照政府的意图来制定价格，而是以实现自身利益最大化为目标制定和调整价格，并根据市场价格信号调整自己的生产经营行为。在竞争过程中，在商品供需关系影响下市场价格围绕着市场价值上下波动，供大于求时价格会低于价值，供不应求时价格会高于价值。正是通过市场价格这种经济信号，各种商品的生产者和经营者才能知道市场上的供求情况，才能了解各种社会资源的稀缺程度，从而才能决定是要扩大某些商品的供给还是减少供给；是应该继续生产某些产品，还是需要转产其他产品。商品供求关系的变化引起市场价格的波动，市场价格的上下波动反过来又调节着各种商品的供求关系。社会资源经过多次反复流动，才会实现合理的配置。抛开部分特殊性的商品和服务而言，市场经济体制决定的价格机制能够合理地配置资源，并且能通过市场这只"看不见的手"最大化地减少经济主体之间的矛盾和利益冲突。

二 医疗服务体制、医疗服务价格机制与利益关系：一个分析框架

（一）医疗服务体制与医疗服务价格机制

1. 医疗服务体制

由于研究者关注医疗服务问题的角度和层次不同，考虑问题

的方法不同，因此，至今尚未形成一个对医疗服务体制公认的一般化的定义。本书综合参考相关文献研究，认为医疗服务体制是指一个国家或地区筹集、分配和使用医疗服务资源，为个人或患者提供医治诊疗等特定服务的一系列综合性措施和制度的总和。医疗服务体制大体包括三方面内容：医疗服务筹资体系（医疗保障体系）、医疗服务供给体系以及医疗服务监管体系的制度、机制、规则总和。[①] 医疗服务体制有其特殊性，主要源于其医疗服务的特殊性。

（1）医疗服务的特殊性。维持健康是公民权利的一部分，医疗服务的根本目的就是维持公民的健康，理论与实践证明，医疗服务具有区别于一般商品的特殊性。

第一，产品本身的属性。一是传统条件下医疗服务的生产和消费在时间和空间上不可分离，只能边生产边消费。普通商品从生产、流通到消费的过程中，往往要经过一系列的中间环节，生产和消费具有一定的时间间隔。二是医疗服务是特种服务，医生提供的医疗服务属于劳务和技术服务，是无形的，消费者在购买之前不可感知，因此对服务的质量也无法事先判断，同时不可转售，这就决定了医疗服务的生产具有不可逆性，不会有生产出次品重新来过的任何可能（尹志苹，2013）。三是医务人员给不同消费者提供的医疗服务存在差异，不能实行标准化生产，质量难以比较。比如，不同的患者即使患同一种疾病，但他们之间在病情严重程度、年龄、体质、心理因素、文化程度等方面存在个体差异，因而医务人员所采取的具体的治疗方式也会存在差异，更进一步地，即使是同一个患者，在他疾病的不同阶段，治疗方案也会有所不同。四是医疗服务具有不可存储性。一般有形商品可以较快地根据市场需求调节产

---

① 医疗卫生体制改革以前一直是一个笼统概念，党的十七大报告中首次明确提出医疗卫生体制包含"四大体系"，即"覆盖城乡居民的公共卫生服务体系、医疗服务体系、医疗保障体系、药品供应保障体系"。本书的医疗服务体制是属于医疗卫生体制这个大范畴中的医疗服务体系。

品生产数量，并根据市场预测做好准备。而医疗服务属于无形产品，不可能提前生产以应付可能增加的市场需求。五是医疗服务市场是不完全竞争市场。优质医院的数量有限，且因医疗服务的定制性和医患之间的信息不对称，致使某些占据优质资源的医院拥有双重垄断的地位，这体现在向患者提供服务时占据垄断地位，以及向上游企业机构购买医疗卫生耗材时同样占据垄断地位。

第二，市场失灵。医疗服务存在市场失灵的领域。一是当医院作为市场主体时，在趋利行为下市场机制不能解决医疗服务中"重治轻防"问题，导致公共预防品供给不足。二是市场机制并不能解决贫穷地区和贫困人口的治病问题。三是市场机制不能解决区域之间、不同等级的医院之间资源配置不合理问题。市场机制会产生"马太效应"推动医疗发达地区和高水平医院的垄断势力不断加强。四是市场机制主要影响的是微观主体的短期决策，但是对医疗产业发展、技术研发等长期任务作用并不明显。

第三，政府失灵。政府干预的作用是纠正市场失灵，但是政府的行为如同硬币的两面一样也存在政府失灵问题。主要表现在：一是政府对价格的行政调解会造成市场的非均衡状况。当政府定价低于均衡价格，就会产生供给不足问题，因为较低的价格难以对市场主体产生激励；反之则会供给过剩。二是政府的有限理性问题。在不完全信息条件下政府很难把握经济活动的全部信息，并且有限理性会导致决策中难以估算真实的决策收益和成本。三是官僚主义和"寻租"危害。决策者在决策过程中可能出于自身利益最大化考虑，产生官僚主义和"寻租"行为，对微观主体产生危害。四是缺乏有效激励和决策低效。政府的行政化干预缺乏有效激励，这也是政府决策低效的原因之一。五是政府政策缺乏延续性。由于政府工作人员公职任期问题，很多时候的决策过于短期化，于是就产生了制度不确定性问题，从而产生较高的制度成本。

（2）医疗服务体制中的利益主体。根据利益相关者理论，医疗服务体制中涉及的主要利益主体有医院、医生、患者、医药流通领域相关主体、政府和医疗保险机构等。我们将这些利益主体按照市场主体进行划分，包括供给方、需求方和支付方，如图 2-1 所示。供给方即提供医疗服务的组织和个人；包括各类医疗机构和医务工作者；需求方即享受医疗服务的患者或者潜在消费人群，其范围随医疗服务产品的不同而不同；支付方即为医疗服务的消费付费的主体，包括患者或潜在消费者、政府、社会及医疗保险机构等。

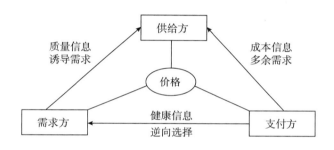

图 2-1 医疗服务体制中的利益主体

第一，医疗服务的供给方。一是医务人员。在经济学理论中，医生服务不仅包括医生劳动力，还包括其他多项劳动力和非劳动力投入。例如，医生助手、医技人员、护士、接待员、医疗供应品、办公场所、诊断设备等。医生提供的医疗服务是高度专业性的。在被允许行医前一个人必须要达到最低的教育程度（一般为合法的医学院授予的学位），在正规的医疗机构担任内科医生和住院医生，并通过医学考试。这些多重要求需要一定的时间和金钱，并且增加了成为一名医务人员的机会成本。医疗服务具有高度专业性。对于一般的病人，人们很难判断自己得了什么病，应当怎样治疗，需要由专业机构和专业人员借助专业的技术手段和设备来诊断和治疗。提供医疗服务的专业人员，无论是医生还是护士，都需要经过长期的专业培训，进行特定的职业训练。并且，一般只有在某一领域长期从事研究和疾病治疗，才能积累更多的经验，更准确地诊断和治疗疾病。医疗服务领域一般都设了严格的准入制度。① 医务人员不仅是医疗服务的提供者，而且是医疗服务需求水平的决定者。例如，医生建议病人的医学检查、就诊频率和合适的治疗方案。由于信息不对称，消费者难以判断医疗服务是否合适。这种医疗保健选择信息的不对称使医务人员处在一个潜在独特的高利润地位。

与一般的服务市场不同，医务人员在提供医疗服务时，不仅要考虑患者的利益，同时也会考虑到自己的经济利益。所以医生的决策成为决定医疗服务质量与水平的关键因素。1976 年，加拿大的卫生经济学家蒙伊文斯首先提出了"医生诱导需求"理论，认为医疗服务的供给者的数量增加将导致医疗服务价格的降低，从而造成医生的收入减少，为了维持原先的收入水平，医生会利用其专业性的职业便利向患者提供更多的且不必要的医疗服务，这种通过提供更多数量的服务在一定程度上可以使医生的收入增加，但对患者的健康是百害无一利的。

二是医院。医院是医疗服务产生和患者进行治疗的物理场所，在医院里供需真正实现了现实交易，医生提供患者所需的医疗服务，而患者按照医疗服务价格进行支付，在公立医院还可以用医疗保险支付结算。医院提供医疗服务必须具有几个基础条件：①具有医疗服务人员，医生的专业化劳动构成了具体的医疗服务项目。②具有医疗服务所需的医疗设施，包括病床、医疗仪器、医疗耗材，可以为患者提供必需的诊疗、生活和护理服务。③有相关的医疗服务管理制度，在市场经济条件下医院是一个准市场主体，如果按照企业管理方式，必须设计与具体医疗服务挂钩的薪酬体系和医疗服务项目，以此对医生形成激励。医院的所有制不同，其提供的医疗服务也不尽相同。

---

① 在美国，医疗教育包括 4 年的本科学习，4 年的医学院学习。8 年的正规教育后，医学院毕业生在开始执业前还必须完成为期至少 3 年的住院医生实习课程。在我国医生要合法执业，必须参加执业医师资格考试，并获得《执业医师资格证书》，并在卫生局或厅注册，取得《医师执业证书》。

第二，医疗服务的需求方。医疗服务的需求方主要是患者。医疗服务需求不同于一般的商品或服务，有其特殊性。一是医疗服务信息不对称性。在一般商品和服务的市场中，消费者可以根据信息机制对商品进行评价，按照自身的意愿和支付能力进行购买，很少具有盲目性。然而医疗服务具有极强的专业性，大部分患者不具有专业的医疗知识很难评估自身病患的具体情况，必须借助医生的判断，具有自身利益目标的医生可以通过信息不对称进行"过度医疗"。二是患者对医疗服务具有较强的黏性。每个医院所提供的医疗服务具有差异性，某些病症只能在特定医院治疗，就使患者对特定的医院甚至特定的医生所提供的医疗服务产生较强依赖性，不能跟普通商品一样具有较强的替代弹性，于是整个医疗服务市场表现为卖方市场。三是医疗服务具有较高的重置成本。由于医疗服务的高度专业性，相关信息的广泛性和复杂性，致使患者在选择治疗的过程中存在着高昂的交易成本，患者选择并开始治疗后，若是此种选择下治疗效果不尽如人意，患者重新选择其他方式治疗又会耗费大量的人力、物力和精力，成本非常高。

根据马斯洛需求层次理论，本书将患者对医疗服务的需求分为生理需求、安全需求、尊重需求和外延需求。一是生理需求。生理需求是患者的最基本医疗服务需求。患者的根本目的是通过医疗服务，维持正常的生命体征。二是安全需求。医疗服务存在一定风险，不当的医疗服务会对患者的身体造成损害尤其是手术这种较高风险的医疗服务形式。患者都倾向于选择风险更低的医疗服务内容，这也是为什么患者偏好大医院的重要原因，大医院的医生具有更丰富的临床经验和医疗技术，对患者的病理了解更加准确，提供的医疗服务也更符合患者实际需求，相比低级别医院风险更低。三是尊重需求。患者在医疗服务供求市场中处于较为劣势的地位，但是患者依然会寻求医生对自身心理上的尊重感。现代社会人与病人的界限正在模糊，患者不但需要身体健康同时也需要心理健康，医生的职能和任务已经超越了传统意义上的"治病救人"，对患者进行人文关怀是提高医疗服务质量、减少医患矛盾的必要之举。四是外延需求。外延需求指的是基本医疗服务需求外的医疗服务需求。随着人们的生活条件改善，人们对医疗服务的需求层次不断提高，除了维持正常体征外，人们还产生出改善体质、美化容貌、健康管理等医疗服务需求。

根据消费者行为理论，医疗服务的需求受到消费者的收入、偏好、医疗服务价格、可替代品价格等因素的影响。一是消费者经济收入。收入水平决定了人们医疗服务的需求总量和结构。收入水平越高，消费者的购买力越强，对医疗服务需求也就越多，甚至对医疗服务需求的层次更高。二是主观偏好。消费者对医疗服务存在品牌和质量偏好，例如，不同的消费者对中医和西医服务的偏好就有所不同，有些人患病后倾向于看中医，而有些人则更愿意选择西医。三是医疗服务的价格。一般而言，消费者对医疗服务的需求量与医疗服务的价格成反比。四是替代品的价格。替代品的价格上升，此种医疗服务的需求量也会上升，二者成正比例关系。五是医疗服务的供给情况。医疗服务提供者的类型和区位、数量、质量等都会影响患者选择，患者会根据自身的实际需求对医疗服务供给的具体情况进行匹配，迄今为止，我国的患者大多倾向于选择大城市、高级别的公立医院就医。六是医疗保险制度。在医疗保险制度中，不同的医疗保险缴费模式和报销模式会影响参保方（患者）的医疗消费行为。[①] 七是时间成本。[②] 患者到医疗机构就诊花费大量时间，包括收集并挑选医院和医生的时间，去医院的路途的时间、排队挂号、排队交费、排队就

---

① 对医疗保险设立不同的起付线、共付比和封顶线等措施，这些政策的变动将影响消费者的自付水平，进而影响其经济承受能力。

② 时间成本对医疗服务需求的影响具有三方面的政策意义：一是随着服务价格的降低（如提供免费或部分免费的医疗服务），医疗服务需求将对时间成本更为敏感。低时间成本的人比高时间成本的人更有可能得到医疗服务。二是在制定医疗服务体制时除了医疗服务收费价格，还应把消费者的时间成本考虑进去。三是要想增加某些人口对医疗服务的利用，除了降低货币价格外，还要通过降低他们的时间成本来增加他们对医疗服务的利用；如将诊所或医院设在更接近这些人群以减少就诊往返时间，在机构减少患者的候诊时间等。

诊、排队检查、排队取检查报告、排队取药、排队出院等时间。从一定程度上说，时间成本也是决定医疗服务需求的重要因素，甚至时间成本若过大还会对医疗服务需求产生一定的抑制作用。综上所述，医疗服务的需求呈现出多层次性，如图 2-2 所示。

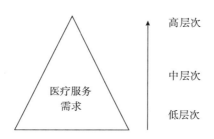

图 2-2 医疗服务需求呈现多层次性

第三，医疗服务的支付方。一是患者。患者是医疗服务的直接购买者，在我国患者购买医疗服务所支付的实际价格被称为自费价格，是医保机构支付后患者需要自己支付的那部分。二是政府。政府支出指国家财政用于医疗、卫生、保健服务方面的支出。主要内容包括医疗卫生管理事务、医疗服务、社区卫生服务、医疗保障、疾病预防控制、卫生监督、妇幼保健、农村卫生、中医药、其他医疗卫生支出等。支付支出具有为权利付费的属性，它使医疗服务市场出现了需求者与支付者相分离的现象。在不同的经济体制下，政府作为支付者角色的具体做法有所不同。三是医疗保险机构。医保机构是医疗保险的执行单位，主要作用是承担患者的不确定风险，利用统收单支的办法分散患者的风险，产生"人人为我，我为人人"的社会效应。医保机构在整个医疗保险系统中处于较核心的位置，扮演着风险分担人、支付人和代理人的角色，是医保资金筹集、支付和管理的具体部门。具体表现在：一是医保机构是医保资金的控制者和使用者。医保机构负责医保资金筹集和支付，会建立起医保资金池，并根据医保资金的具体收支情况对患者的实际费用设定支付比例，保障医保资金具有良好的流动性，医保机构的管理水平和收支状况直接决定了整个医保资金的安全和保险的能力。二是医保机构是医疗服务活动的监督管理者。医疗保险机构为了规范医保资金的使用情况，保障有效利用，会对医疗服务提供者和被保险人进行监督和管理，减少浪费医保资金的"道德风险"问题，保障医疗保险基金的收支平衡和医疗保险系统的正常运行。三是医保机构是医疗服务价格的协商者。医疗保险的支付方式决定着医疗保险机构与医疗机构价格谈判协商的地位。采取按项目"后付制"支付方式时医保机构是被动的支付者，与医疗机构谈判不具备任何优势。采取"预付制"的支付方式则不同，医保机构对医疗机构有了一定约束力，其谈判可以处在一个相对平等的位置上。医疗保险主要分为商业医疗保险和政府主导的基本医疗保险两大类。如美国实行高度市场化的商业医疗保险体系，而我国实行政府主导的社会基本医疗保险。

我国的社会基本医疗保险制度由城镇职工基本医疗保险、城镇居民基本医疗保险和新型农村合作医疗构成，涵盖了城镇就业人口、农村居民和城镇非就业人口，如图 2-3 所示。基本医保制度是社会基本医疗经费的筹集制度，具有覆盖面广、保障能力强的特点。在我国，社会基本医疗保险是患者医疗服务费用的兜底器，对提升医疗服务的全社会福利水平起着巨大作用。

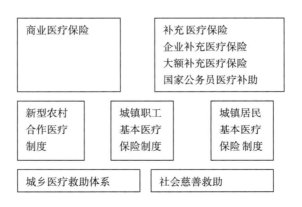

图 2-3 中国现行医疗保障体系

伴随着经济体制的转型与改革，医疗服务体制随之做出相应改革。医疗服务体制受经济体制影响，但又不同于经济体制。一方面，静态地看，按照经济体制的分类方式，医疗服务体制也分为两种。一种是计划医疗服务体制。这种体制下，医疗服务资源的分配、流通、使用都是政府行政指令安排。另一种是市场化医疗服务体制。与计划医疗服务体制相反，市场化体制下，医疗服务的资源配置由市场机制起决定性作用。另一方面，由于医疗服务的特殊性，即使是在高度市场化的国家之间，其医疗服务体制也有很大差异，比如美国实行高度市场化的医疗服务体制，而英国实行政府主导的医疗服务体制。而在我国，根据不同的历史发展阶段，经济体制转型前后对比医疗服务体制也大不相同，本书着重动态地分析在我国经济体制由计划经济到市场经济转型的制度变迁进程中，医疗服务体制的变化以及医疗服务价格机制及其利益关系的影响。

（3）医疗服务体制中相关主体的利益关系。医疗服务体制中，需求、供给、支付三方关系紧密，相互影响，如图2-4所示。三方主体均有各自的利益诉求，在相关主体错综复杂的关系中，医疗服务的供给方占据双重信息优势地位，一是相对于患者其掌握有专业医疗服务知识的优势，为了追求高收入，有诱导需求的倾向；二是相对于支付方其掌握有成本信息的优势，有提供不必要的医疗服务项目的倾向。而医疗服务的需求方，其利益诉求是以最低的费用（甚至不需缴费）获得最好的医疗服务，即使是穷人，也偏好最高水平的医疗服务。若需求方不了解医疗成本，这种偏好是无止境的。相对于支付方而言需求方掌握有自身健康信息的优势，从而其可能与医疗服务供给方合谋，产生道德逆向选择问题。其中，可以看出，医疗服务的支付方在三者关系中处于较弱势的地位，最有动机消除医疗服务供方不合理推高医疗费用的机会主义倾向和纠正医疗服务需求方不诚信的医疗治疗行为。

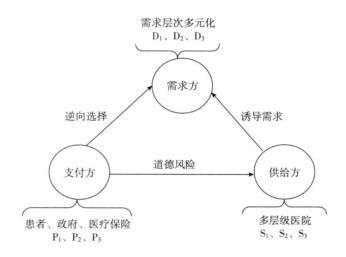

图 2-4 医疗服务体制中相关主体的利益关系

无论是商业还是非商业的医保机构作为支付方的主要利益目标是为了实现医保资金收支平衡和流动性（商业医保机构还有营利目标）。医保机构实现这种利益目标必须在医院和患者对医保资金的使用中求得平衡。如果医保机构过度偏向于医院，对医院不进行控费，医院追求收益最大化的理性动机会使患者承担较大的医疗费用，医保资金可能会出现收不抵支情况；如果医保机构过度偏向于患者，过度压低医疗服务价格，医院和医生就难以通过医疗服务获取货币收入对劳动进行补偿，从而对劳动积极性产生负向作用，最终医疗服务的供给量和质量都会有所下降。在形成合理的医疗服务均衡价格的过程中医保机构更像是两方利益的调节者，并且这种平衡必须根据具体的医疗服务供需来实现动态调节。

2. 医疗服务价格机制

医疗服务价格机制作为调节医疗服务供求关系和协调各相关经济主体利益关系的重要经济杠杆，能够有效调节医疗服务生产、交换、消费和分配过程中的各种关系。医疗服务价格机制是指决定和影响医疗服务价格形成与运行的各种要素之间的结构关系和内在机理，根据前文分析，价格机制包括价格形成、调节和监管机制，相应地，医疗服务价格机制由医疗服务价格形成机制、医疗服务价格调节机制和医疗服务价格监管机制构成，三者之间相互联系，下文将对其展开分析。

（1）医疗服务价格形成机制是配置医疗资源的前提基础。医疗服务价格的形成机制，涵盖医疗服务价格由谁决定，怎样决定，决定的依据等方面以及它们之间的内在机理。在计划经济体制下，医疗服务价格的唯一定价主体是国家，价格决策权高度集中在国家，定价的依据是国民经济计划，主要考虑的是国民经济的承受能力和财政的负担能力，不会考虑价值规律，其价格既不反映医疗服务的价值也不反映医疗服务市场的供求关系，价格杠杆作为调节、引导医疗服务市场的生产消费功能基本丧失，价格功能完全丧失。如我国改革开放前采取的就是这种价格形成机制。在市场经济体制下，医疗服务的价格是以价值为基础在市场竞争中由供求关系形成的。在医疗服务供方与供方、需方与供方、需方与需方之间的竞争中，医疗服务的供求关系不断变化，医疗服务价格也随之不停地波动，但始终是以价值为基础。当医疗服务供不应求时，价格会上涨；在医疗服务供过于求时，价格就会下跌。在一定的价格水平上医疗服务的供求达到平衡，买卖双方都同意接受这样的价格，于是医疗服务的价格就被确定下来。这就是市场经济体制下医疗服务价格的形成过程。在价格的形成过程背后，体现的是经济主体利益关系的调整，这样的价格是在经济主体自愿自主的前提下形成的，所以各经济主体的利益关系相比计划价格机制作用下的利益关系更加协调。

价格的本质是价值的货币表现，医疗服务价格同样是医疗服务价值的货币表现。根据前文分析，医疗服务价格形成机制可划分为三种：一是市场化自由价格形成机制；二是计划价格形成机制；三是谈判协商价格形成机制。当然，实践中三种机制并不是非此即彼的独立存在，更多的是互补混合存在（王虎峰和赵斌，2016）。

第一，市场自由化价格形成机制。通常来说，价格是价值的体现，价格围绕价值波动反映价值的变化。对于普通商品来讲，成本和供求关系最终决定价格的多少。因此，医疗服务价格是由医疗服务成本和供求关系共同决定形成的。医疗成本的上升和下降必然带动医疗服务价格的上升和下降，供给和需求关系的变动也同样引起医疗服务价格上下浮动。在信息完全对称的情况下，由于服务质量、数量等变化引起的成本变化将通过供需关系调整最终反映在价格上，但由于医疗服务供给者掌握着医疗服务的全部信息，造成医疗服务市场上供需双方信息严重不对称，况且医疗服务需求具有刚性特征，最终导致通过供需关系市场机制形成的医疗服务价格要远高于医疗服务的真实价值。

第二，计划价格形成机制。市场自由机制形成的医疗服务价格普遍较高，难以满足不同层次民众的需要，要想使价格回归价值或符合、照顾民众利益，政府通过行政规制对医疗服务价格进行计划管控是一个非常重要的手段。政府定价主要基于对医疗服务成本的测算，通常采用平均成本定价法和边际成本定价法，因此行政管制形成的价格普遍低于医疗服务的真实价值。同时行政定价往往调整缓慢不够灵活，不能及时根据成本和供求关系变换调整定价。

第三，谈判协商价格形成机制。谈判协商价格形成机制介于市场自由价格形成机制和行政管制价格形成机制之间，接近于市场价格形成机制。该种模式的医疗服务价格主要基于成本和供求关系，通过医疗服务机构和保险机构间谈判协商确定价格，价格介于市场价格和政府定价之间，相对合理。

科学合理的医疗服务价格形成机制是医疗资源合理配置的前提基础。科学合理的价格向市场主体发出正确的经济信号来指挥医疗服务资源在各个地区、各个部门之间流动，从而有效地实现医疗服务资源配置的帕累托效率。合理的价格能够客观真实地反映医疗服务供给方劳动的真实价值，提高劳动的边际供给效率，对医疗服务的供给结构和数量改善发挥积极作用，同时合理的价格能调节消费的数量和消费结构，引导消费的方向。

（2）医疗服务价格调节机制是调控医疗费用的渠道路径。医疗服务的价格调节机制的内涵是对医疗服务价格的调节所遵循的制度和措施及其内在机理，主要内容包括价格调节的主体、价格调节的依据、价格调节的方式与内容等。价格形成机制解决的是定价问题，价格形成以后，还需要对价格加以调节，才能保证医疗服务价格是符合既定政策目标要求的，才能保证医疗服务的总费用在一个合理的范围。对医疗服务的价格调节分为政府直接调节和政府间接调节。政府间接调节，比较广泛应用的是通过医疗保险机构的购买支付行为来实现医疗服务价格的调节。因为医疗服务市场信息高度不对称性，根据奥尔森利益集团理论，患者群体人数众多且分散，存在"搭便车"和机会主义的倾向，他们很难形成对医疗服务供给方的有效监督与制衡，而医疗保险机构作为众多患者的集团购买代理人，可以形成对医疗服务不合理供给以及医疗费用不合理上涨的有效遏制。

第一，医疗保险机构与医疗服务机构协商谈判的价格会影响医疗服务整体的价格水平。医疗保险机构与医疗服务机构的协商谈判价格将成为政府或医疗服务机构下一轮定价的参考依据。哪怕在医疗保险商业化程度高的国家，政府也会为一些贫困人群或残障人士购买医疗保险，这种政府办医疗保险机构与医疗服务机构协商谈判的医疗价格，将成为商业医疗保险机构与医疗服务机构谈判的重要参考线。在商业医疗保险不发达、社会医疗保险占主导地位的国家，这种医疗保险机构的购买支付行为对医疗服务价格水平的调节作用不言而喻。

第二，医疗保险机构的支付方式会影响医疗服务的供需结构。医疗服务的支付行为涉及医疗服务的需求方、医疗服务的供给方和

医疗服务的支付方三方，其支付方式①是否合理关系到医疗服务的
提供质量、数量和水平高低。如表2-2所示，目前的支付方式主要
分为后付制②和预付制③两大类，按服务项目付费是最常见的后付制
支付方式，而预付制则包括按疾病相关分组定额付费、按人头定额
付费、按医疗服务单元定额付费、按单病种定额付费、总额预付等
多种方式。不同的支付方式对医疗费用的控制情况不同，相应地，
对医疗服务的供给方、需求方和支付方的利益及利益关系的影响也
大不相同。

表 2-2 医疗服务支付方式的类型

支付方式		具体方法
后付制	按服务项目	医疗服务的支付方按医疗机构提供服务的项目和数量支付医疗服务费用
预付制	按疾病诊断相关分组定额	是将病人按照疾病严重程度、治疗方法的复杂程度以及资源消耗的不同分成若干组，以组为单位分别定价打包支付
	按人头定额付费	医疗保险机构按照合同规定的时间（一般为一年），根据定点医疗机构服务对象的人数和规定的人头定额，支付给医疗供方固定的医疗服务费用
	按医疗服务单元定额付费	在医疗保险中将医疗过程划分为相同的服务单元（如一个门诊人次、一个住院日或一位患者一次住院），医保机构根据历史资料以及其他因素制定出平均服务单元费用标准，然后根据定点医疗机构为参保患者提供的服务单元和服务单元费用标准结算付费

---

① 医疗费用的支付方式是指医疗服务的付费方，包括政府、医疗保险机构和患者为购买医疗服务向医疗服务的供给方支付费用所采用的手段。
② 后付制是指支付方在费用发生后，按医疗机构报送的所发生的医疗费用为基础向医疗机构进行支付。
③ 预付制是指在医疗活动开始之前，政府部门、医保机构或医院自身预先确定给医疗机构的补偿标准。

续表

支付方式		具体方法
预付制	按单病种定额付费	以一个病种的一次住院治疗为付费定额单位的支付方式，多选择没有并发症的单纯病种，从患者确诊入院，检查治疗到治愈出院，限定最高医疗费用
	总额预付制	由政府部门或医疗保险经办机构与医疗服务供方协商，根据医疗机构前几年发生的医疗费用，在考虑机构规模、技术、服务人群数及医院服务量（包括门诊人次、住院人次等）的基础上，确定该医疗机构一定时期（一般为一年）的预算总额

　　不科学、不合理的支付方式往往导致患者被过度治疗、医疗资源过度浪费、患者负担过重和财政压力大的多重问题。按项目后付制付费方式是一种事后收费的方法，患者持相关费用清单向医疗保险机构报账，报销审核时，医疗保险机构基于核查成本的考虑不会对金额在万元以下的医疗服务费用展开核查，因此需方没有主动控制医疗费用的动机，加之供方诱导需求①，从而扭曲供需结构。预付制的支付模式下，医疗服务的费用预先计划好，如果医疗机构合理利用医疗服务资源、严格控制成本支出，结余的金额就可作为利润自己留存。如果超过预算，则多支出的成本医疗服务机构自己负责。可见，这种方式下，医疗服务的提供方有内在动力控制医疗服务成本。

　　（3）医疗服务价格监管机制是医疗服务价格运行的保障手段。医疗服务价格监管是指政府或相关机构、组织依据法律、法规对医疗服务的价格形成和运行进行监督和管理，其目的在于推进规范医疗机构价格行为、维护患者合法权益，从而实现医疗资源的合理化配置（彭颖等，2014），包括价格监管的原则、方法，价格监管的主体，监管的机构设置，价格监管的形式，价格监管的权限划分，

---

　　① 医疗服务供给一方过度提供医疗服务，如多开药、开高价药、提供不必要的高额检查、化验项目等。

价格监管的政策依据等。无论是何种经济体制下，医疗服务体制中的医院、医务人员、医药企业、患者、医疗保险机构、政府等都会有机会主义倾向，都可能会出于自身私利做出一些扰乱价格正常运行的经济行为，因此医疗服务价格的监管机制尤为重要，它是医疗服务价格正常运行的重要保障。科学合理的医疗服务价格监管机制能够维护群众的健康权益和经济利益；规范医院自身的价格行为、提升医疗服务水平；能保障医生的劳动价值得以客观充分体现。医疗服务价格监管的类型取决于医疗服务体制、经济体制的类型，由于医疗服务的特殊性，即使在单一的市场经济体制下，也没有自由的价格监管，多少都有政府的干预在其中。计划经济体制下是高度集中的医疗服务价格监管机制。这种医疗服务价格监管机制对价格实行以行政方法为主的高度集中的统一监管。价格监管权限集中于中央或下属各行政部门，政府直接规定和调整各种医疗服务价格的标准。其优点是有利于保持价格的基本稳定，其缺点是其他市场主体没有话语权，政府行政部门权限过大，容易刺激相关利益主体的"寻租"行为，俘获政府以谋求自身利益最大化，整个经济运行机制缺乏生机和活力，是一种僵化的价格监管机制。随着西方发达市场经济国家的发展和我国对市场经济认识的逐步加深，人们都意识到对价格既不能采取过于放任的态度，也不宜采用高度集中的计划管理办法，而应将两者结合起来，主要由市场形成价格，并建立政府通过经济手段与法律手段调控的监管机制。这种机制下，信息更加公开化，政府部门不再是唯一的监管主体，市场经济主体也能在其中发挥作用。简言之，就是政府与市场两只手共同监管。

（二）医疗服务体制、医疗服务价格机制与利益关系：耦合与互动

在医疗服务领域，一定的医疗服务体制决定医疗服务价格机制进而影响相关主体的利益关系。如图2-5所示，医疗服务体制改革决定医疗服务价格机制的改革，医疗服务价格的变动会影响医疗服务的供给和需求，当医疗服务价格上涨时，医疗服务的供给方会增

加医疗服务的供给；相反，若医疗服务的价格定得过低时，医疗服务的供给方则没有积极性提供医疗服务。对医疗服务需求方的患者而言，当医疗服务价格上涨时，医疗服务的需求方会减少医疗服务的需求。也就是说，医疗服务价格的变化会刺激或引导医疗服务供需双方调整自身行为，从而调整供给与需求的结构和数量，这种调节功能可以是市场经济条件下的自发功能，也可以通过计划手段改变它的作用条件和强度（宋文舸等，1997）。与此同时，医疗服务的价格变动将会引起医疗服务体制中政府、医疗机构、医务人员、患者、医疗保险机构等相关主体利益关系的变动，尤其是在经济体制由计划经济体制向市场经济体制转型的过程中，市场因素被引入医疗服务体制中，若此时医疗服务价格机制某些要素与改革中的医疗服务体制不相容，那么就会造成利益关系的矛盾乃至冲突，比如医疗服务体制的市场化改革致使医疗服务的生产成本市场化，要素价格上升，但是此时医疗服务价格依然执行计划医疗服务体制下的福利性价格，那么这就会导致医疗服务供给方的利益受损，而医疗服务需求方的利益相对平衡的结果。反过来，利益关系的变化也会反过来影响医疗服务价格机制，进而影响医疗服务体制的改革。

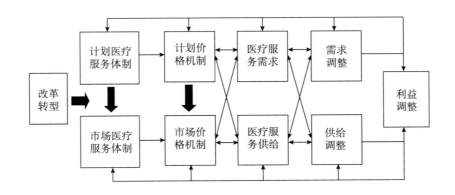

图 2-5　医疗服务价格对利益关系的传导作用

简言之，医疗服务体制的改革、转型决定医疗服务价格机制的改革，医疗服务价格机制的变动影响医疗服务体制内相关主体利益关系的变化，核心传导过程有四个环节：一是经济体制影响医疗服务体制，决定医疗服务价格机制；二是医疗服务价格随医疗服务供求变动而变动，医疗服务价格反映医疗服务供求变动，传递医疗服务供求变动的信息；三是医疗服务价格变动会引起医疗服务供求双方利益的变化，此外，还会进一步引起医疗服务机构、消费者、医疗保险机构、政府、医药部门及相关行政管理部门利益变动的连锁反应；四是医疗服务价格所引起的利益变化和所提供的供求信息，又反过来刺激和引导医疗服务的供给与需求，实现供求关系平衡，进而实现医疗服务体制中相关主体的利益平衡。

综上所述，本书的分析框架如图 2-6 所示。

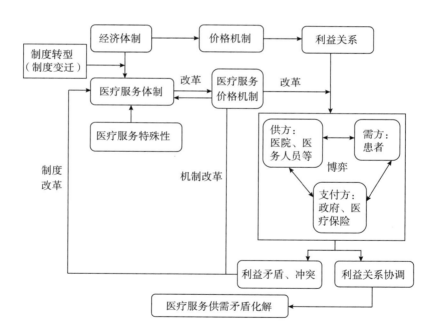

图 2-6 本书理论分析框架

第四节　本章小结

　　本章首先对本书的重要概念医疗服务、公立医院、医疗服务价格等进行了界定，然后对马克思的劳动价值论、价格理论、政府与市场关系理论、利益关系理论、制度变迁理论与奥尔森利益集团理论进行了梳理，并用这些理论工具建立起本书的分析框架。首先，从经济体制与价格机制的关系、价格机制与各经济主体之间的利益关系变化出发，考察典型的两种经济体制决定的两种价格机制类型及其背后人与人之间的利益关系格局。其次，着重考察经济体制转型对医疗服务体制、医疗服务价格机制及其利益关系的影响。本书认为无论是在何种社会经济体制之下，国家、集体、行业、企业和个人之间都存在不同的利益，医疗服务的价格关系到医疗服务供给方、需求方和支付方的经济利益。在医疗服务的生产、交换等环节中，价格高低直接关系到这几方主体的经济利益，任何价格的变动，都会引起不同行政部门、医院、医务人员、医药企业和患者之间经济利益的重新分配。因此，科学合理的价格机制有利于使各方面的经济利益协调一致，不合理的价格机制则会引起相关主体经济利益的矛盾对立。而医疗服务价格机制又受制于一定的医疗服务体制、经济体制。经济体制的转型影响医疗服务体制改革，从而影响医疗服务价格机制及其利益关系的变动，而经济体制处于转型、优化过程中，因此医疗服务价格机制不能脱离经济体制的优化发展而孤立改革。

第三章

我国医疗服务价格机制研究：
基于历史演进与实践的视角

现实中的经济体制改革，从计划经济体制转型到市场经济体制，不是一蹴而就的，经济体制市场化改革的过程中，价格机制的配套改革如果没有跟上经济体制转型的速度，价格机制改革滞后，就会产生因价格问题而引起的经济主体之间的利益矛盾与冲突。而医疗服务同时兼具社会性和经济性的特殊性质致使其价格机制运行背后的利益关系更加复杂。

中华人民共和国成立至今，经济体制经历了从计划经济到市场经济变迁的历史进程，中间还经历了很长一段时期的计划与市场双轨制的情况，医疗服务价格机制的改革中，计划与市场呈现此消彼长的过程。我国的医疗服务价格机制变迁历程大致可分为三个阶段：高度计划管制时期（1949—1978 年）、市场化改革的过渡时期（1979—2009 年）和新医改公益性回归时期（2009 年至今），在历史的不同阶段价格机制呈现出不同的特征，对政府、医院、医务人员、患者、医药企业等相关经济主体的利益及其利益关系产生了不同的作用效应。下文将基于历史演进与实践的视角动态分析医疗服务价格机制的制度变迁及其利益关系的变化。

第一节　高度计划管制时期的医疗服务价格机制及其利益关系（1949—1978 年）

一　高度计划管制时期的医疗服务价格机制特征

1949—1978 年，全国实行高度集中的计划经济体制。在此体制下，当时医疗服务体制完全借鉴了苏联计划经济下的医疗服务体制，实行高度集中的医疗服务供给制度，在这一政府高度集中管控的医疗服务体制下，医疗服务的价格形成、调节和监管也相应地全部由政府单一管控。中华人民共和国成立伊始，政府将医疗服务定位成社会福利事业，医疗服务资源由政府统一计划和分配，公立医院相当于是政府的一个部门，按照全额政府管理、差额财政补助、结余上交政府的原则执行财务管理制度，医务人员则是国家事业单位编制人员。由于当时国家生产力水平低，经济工作重心在促进工业化发展建设，所以对医疗服务领域的投入维持在一个较低的水平。1958 年后，国家进一步凸显医疗服务的公益性，大幅度降低了医疗服务收费标准，由于政府补贴严重不足，导致很多地区医疗服务的计划价格远远低于医疗服务生产的实际成本。1960—1972 年，国家又两次大幅度降低医疗服务价格，此时的医疗机构亏损严重，医务人员积极性受挫，医疗服务的供给能力直线下降。在此发展背景下，一方面国家由于财政补贴支出不堪重负，另一方面医疗机构收不抵支、入不敷出。为了有效解决医疗机构的经费不足保障其正常运营，缓解财政压力的问题，国家开始允许医疗机构直接经营隶属于医院的药房，通过药品销售的利润补偿财政经费补贴的缺口，其中药品销售的利润源于药品进入医院的价格基础上按一定比例加成所得，这为后来的"以药养医"问题埋下了伏笔。

总之，这一时期，高度集权的计划经济体制类型决定了高度集权的计划医疗服务体制，进而决定了计划医疗服务价格机制类型，医疗服务资源的配置体现出高度集中行政指令式的特征，其医疗服务价格机制亦在严格的计划管控之中。这一阶段的医疗服务价格形成、调节和监管机制都呈现出政府高度集权的管制特征。

（一）医疗服务价格形成机制的特征

政府将医疗卫生事业定位为纯福利事业，实行公费医疗和劳保医疗制度，为群众提供近乎免费的医疗服务，医疗服务价格呈现完全的公益性。政府是医疗服务价格制定的唯一主体，医疗机构没有自主定价权，基本医疗服务按扣除财政补助的成本[①]定价，医疗服务价格＝成本－财政补助，价格低于成本。对于医疗机构亏损情况，由政府通过财政补贴的方式对其进行补偿。

（二）医疗服务价格调节机制的特征

这一阶段，政府是医疗服务价格调节的唯一主体。调节的依据是基于医疗服务的福利性，考虑居民的医疗服务消费的承受能力。政府分别于1958年、1960年和1972年对医疗服务价格进行了三次下调，以突出医疗服务的福利性。计划医疗服务体制下，医疗服务价格可看作近乎免费[②]，除贵重药品由患者个人承担费用之外，像诊疗、药品、手术以及住院等医疗服务费用都由患者所在的单位来负担，甚至连职工的直系亲属就医产生的费用也由职工所在单位担负50％的比例（杜创和朱恒鹏，2016）。尽管在这一时期已经有了医疗保险制度，但医疗保险的作用仅限于减轻职工就医的经济负担以及一定程度上转嫁其有病不能医的风险，并未发挥任何对医疗服务价格进行调节的作用。

（三）医疗服务价格监管机制的特征

这一时期，政府是医疗服务价格监管的唯一主体。政府包办

[①] 医疗服务成本包括药品成本、材料成本、人力成本、医技检查成本、管理成本等。

[②] 我国的职工医疗保险制度建立于20世纪50年代初，后经完善，公费医疗、劳保医疗和农村合作医疗制度三部分的医疗保险体系基本建立。

包管一切。一是政府严格控制医院的准入和设立，禁止外资和私人资本办医。二是医疗服务提供者的薪资标准严格按照事业单位的职级薪级制定，公立医院没有权利制定或调整其工资水平。即无论医务人员的就诊量、行医技术如何，一律按行政级别发放固定工资。三是在全国范围内，政府对公立医院进行财政补贴以补偿其成本支出。① 四是制定医疗服务价格的水平由卫生行政部门和财政部门共同确定，再由物价部门对医疗服务价格进行核定，并须经过各级政府批准，才能在各自辖区内执行，医疗机构不得擅自做任何调整。

计划经济体制下，就当时的生产力发展水平而言，我国的医疗卫生事业取得了一定成就，但同时中央的高度集权指令式安排医疗服务资源配置也暴露了一些弊端。

第一，医疗服务公平性、可及性较高。这一时期取得的突出成就是，医疗机构的公益性目标明确、医疗服务的公平性和可及性较高，一定程度上实现了人们当时的医疗服务需求，值得一提的是，许多传染病得到了有效控制。尽管计划医疗服务体制下的医疗服务价格机制在我国政治经济和社会生活中曾发挥了重要作用，一定程度上提高了人民健康水平，维护了社会的稳定，但也暴露出一定的缺陷性。

第二，医疗服务的供给与需求受到抑制性。计划经济体制下，行政指令色彩浓厚。从医疗服务价格形成、调节到监督的所有环节只有政府是决策主体，医疗机构和患者只能被动接受。这种价格机制对医疗服务的供给缺乏激励作用，以至于医疗服务的供给无论是从数量还是结构方面来说都受到了极大的抑制，需求很大程度上受制于当时的供给结构和水平，医疗服务的供给又受体制性和阶段性②双重抑制。这种高度政府集权的医疗服务价格机制造成了公立医院缺乏动

---

① 这一时期国家实行统收统支、收支平衡的费用控制政策。

② 体制抑制是指受制于当时的经济体制。而阶段抑制是指每个国家都会经历的经济发展的低水平阶段，由于生产力水平低下、物质资料匮乏而导致的供给不足。

力、压力与活力，致使医疗服务供给的低水平、低效率。

二 高度计划管制时期的相关主体利益关系

计划经济体制下我国实行计划价格机制，医疗服务供给方为公立医院、医务人员、医药公司，支付方为政府。在计划经济时期，为了体现医疗的公益性，公立医院并不作为独立的市场主体，其财力收支由政府统筹，医疗服务价格完全由政府决定。由于患者的医疗费用支出完全由国家承担，为了控制成本降低财政负担，医疗服务的价格被"行政化"压低，医生的医疗服务劳动产生的生产者剩余被患者获得，患者成了最大的受益群体。由于医疗服务价格长期低于实际成本，差额部分靠财政补贴，随着人口增多以及疾病谱的变化，医疗服务的需求量逐渐扩大，需求结构发生变化，医疗服务的总费用与实际成本之间的差距越来越大，这意味着财政补贴越来越多才能弥补医疗服务机构的亏损，而政府的财力愈显不足，医疗服务机构的运营面临亏损，医务人员的生活成本随物价上升而不断上涨，财政发放的固定工资难以激励医务人员积极性，最终导致了医疗服务供给的不足。在这样的背景下，政府只能通过"药品加成"制度提高患者的医疗支出为医疗机构和医务人员进行经济补偿。

（一）医疗服务供给方激励不足

第一，对医疗机构而言，国家对医疗供给方实施严格管制，医疗服务供给呈现以下一些特点：一是以政府直接主办医疗机构，即采用高度集权化的公共供给模式，政府行政手段控制医疗机构的投资、设立等准入；二是医疗机构的组织形式类似于行政组织，并且被赋予相应的行政级别，公立医院隶属各级政府管理；职工医院、医务科室隶属国有企业、集体企业和事业单位管理；农村卫生院、医务室隶属县、乡政府管理（夏冕，2010）。正是存在前述特点，公立医疗机构在国家政策监管下经营，政治为先，服务于政治，群防群治，救死扶伤，总体上无利益驱使，无利益博弈，无经济利益冲突。

第二，对医务人员而言。因为"大锅饭"的体制模式，医务人员是依据行政级别定工资收入，这一薪酬制度激励作用微弱，无法激发其工作积极性及能动性，人浮于事现象大量存在。计划经济后期，在巨大的患者需求和医疗事故不确定性条件下医生往往要面临较长的工作时间和工作强度，这种客观条件使医生的医疗服务为社会创造了巨大的价值。但是，计划经济时期公立医院医生的工资是行政化的，具有刚性，不会随着劳动支出的增加而增长，于是医务人员提供的医疗服务劳动产生的价值高于自身价格（工资收入）的巨大经济剩余被患者所享有。在这一时期，虽然公费医疗制度使作为人数占比更大的患者的集体经济福利得以提升，但是医生的劳动价值并没有得到充分肯定，医疗机构及医务人员利益是严重受损的，这也是医疗机构和医疗人员迫切地需要拓宽收入来源的主要原因。

（二）医疗服务需求方相对受益

我国计划经济时期整个经济活动所需的资源都是靠政府的行政手段进行配置，劳务和商品的价格采取政府指令方式。计划经济时期的医疗服务价格更多地体现其公益性，医疗机构不以营利为目的，医疗服务价格由政府制定，这种政府定价模式使得患者可以零成本（公费医疗）或者较低的成本（劳保医疗和合作医疗）就能享受医疗服务，患者获得了医疗服务价格产生的巨大消费者剩余。医疗服务价格低于均衡价格对医务人员产生了不利影响，作为提供医疗服务劳动的医务人员，其生产者剩余向患者转移，医务人员所获得的剩余减少并导致了一定的社会福利损失。

我们通过构建供需模型（见图3-1），以作进一步来分析说明计划管制下总福利损失的变化情况。横轴 Q 表示医务人员的医疗服务供给数量，纵轴 P 为医务人员的医疗服务价格。S 为医务人员的医疗服务供给曲线，D 为患者对医疗服务的需求曲线。在供需均衡条件下的价格为 C，而政府管制下的价格为 A，C>A，在低价条件下医务人员提供医疗服务产生的生产者剩余损失的值为面积 ABEC，其中面积为 ABHC 的生产者剩余转移给了患者，而面积 BHE 为社会总福利的损失。

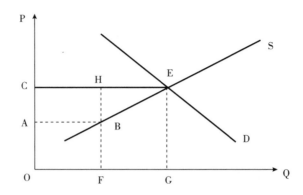

图 3-1　计划价格机制下医疗服务供需曲线

　　计划经济时期的医疗服务体制对医疗服务的供给方——医务人员是缺乏经济激励的。从宏观上看，随着患者人群不断扩大，患者所需要的医疗服务的社会必要劳动总量会不断扩大，医疗服务在全社会劳动总量的比例会提高，但是由于医疗服务需要医务劳动者极强的专业技术能力，这种复杂劳动无法同一般商品一样随需求同比例扩张，所以医疗部门实际投入劳动量就远低于社会必要劳动量，出现了医务劳动供给的缺口。

　　从微观上看，由于计划经济时期公立医院医务人员的薪酬隶属国家事业单位序列的行政化管理，具有刚性，不会随着医疗服务供给和需求的增加而增长，加之医疗服务的价格在计划经济体制下只是作为内部核算的参考，并不是真正意义上的价格，于是医务人员作为劳动者提供医疗服务劳动产生的价值远远高于自身价值（工资收入），医务人员作为劳动者通过货币化收入可以获得的生活资料价值要远低于自身劳动创造的价值，价值差额转移给了患者，患者成为最大的受益群体。虽然公费医疗制度使作为人数占比更大的患者的集体经济福利得以提升，但是医务人员的劳动价值并没有得到充分肯定。这种医疗服务劳动价值和医务人员劳动力价值之间的矛盾产生的后果是较低的医疗服务价格难以对医务人员的医疗服务产生供给激励，医务人员的实际医疗服务供给与供需均衡时的供给数量、质量产生较大偏离。

我们利用供求函数加以分析，从图 3-1 中可以看出，医疗服务价格在政府行政化管制下的医疗服务供给数量是 F，而医疗服务供给均衡值是 G，F<G，FG 为医生提供的医疗服务供给被体制性抑制的量。综上所述，就患者而言，医疗服务体现出了绝对的公益性，其相对医务人员来说是计划医疗服务体制下的受益方，就医务人员而言，其医疗服务的供给受到体制性的抑制与制约，致使这一时期医疗服务总体的水平呈现低质量、低水平的特征，兼顾公平却失了效率。

（三）医疗服务支付方财政压力大

计划经济时期，公立医院由政府主办，其运营依靠政府财政投入，为了体现医疗服务的福利性特征，国家实行低于成本的医疗服务价格制度，这导致政府财政支出压力较大。患者作为低价医疗服务的最大受益者，公费医疗这种纯公共品有效地增进了患者福利，一些患者不但自身享用并且家庭成员也可以享用，这种"搭便车"行为产生了类似于"公地悲剧"的结果，公费医疗所享有的医疗服务存在过度消费的情况。同时由于医院不具有经济性，医生在提供医疗服务时也没有控制成本的激励，从而产生了高额医疗服务成本。由于当时的药品只以成本价格销售，较低的医疗服务价格导致公立医院的收入极其依赖政府财政补贴，当患者需求不断扩大导致政府财政支持力度不足时公立医院就会出现入不敷出现象，政府财政压力巨大。

第二节　市场化改革过渡时期的医疗服务价格
机制及其利益关系（1979—2009年）

一　市场化改革过渡时期的医疗服务价格机制特征

1979年，我国的经济体制由计划经济向市场经济转型，针对计划经济时期医疗机构入不敷出、经营举步维艰、财政补贴严重不足的状态，顺应改革开放潮流，国家启动了医疗服务领域新一轮大刀阔斧的医疗服务体制改革。改革的首要任务是扩大医院的自主权和机动权，随即开始对公立医院实施"五定"制度①，探索对部分医院执行"定额补助、经济核算、考核奖惩"医疗经费的补助政策。1980年，国家开始通过经济手段管理医疗机构，将个体开业行医纳入政府管理体系②，这为由国有和集体医疗机构一统天下转向多种所有制形式并存的医疗服务机构转变奠定了基础。

1981年年初，我国第一部关于医疗服务价格机制的文件③出台。该文提出了对享受公费及劳保医疗的职工、城镇居民和农民实施"两种收费标准"的政策规定，即针对公费医疗和劳保医疗的职工不再实行原来的低标准价格，而对其他群众就医仍然采用低标准价格，期望在不增加民众个人负担的前提下，促使一部分医疗服务价格更加接近于成本，以此增加医疗机构的收入，缓解财政补贴不足问题。不过由于政府依然对医疗服务进行指导定价，很多医疗服务价格甚至低于成本，并且难以根据成本变化得到及时调整，导致偏低的医疗服务价格严重偏离其高昂的成本。加上政府实行"专项补助、结余留用、超支不补"的政策，财政补贴远远不及医疗服务投入品价格上涨的幅度。例如，自1980—1993年我国医疗服务投入品

---

① "五定"即"定任务、定床位、定编制、定业务技术指标、定经费补助"。
② 参见卫生部颁布的《关于允许个体开业行医问题的请示报告》。
③ 参见国务院批转卫生部《关于解决医院赔本问题的报告的通知》。

价格以 18% 年增长率的水平上涨，但是政府在医疗卫生方面的预算支出仅以 11% 的速度增加，这表明相对于医疗投入品价格政府对医疗的实际预算支出在逐年递减（夏冕，2010）。

针对医疗服务价格过低问题，1985 年，政府首次提出要按不同类别对医疗服务的价格进行调整，实行多元化、阶段化的价格政策，逐步提高医疗服务的价格水平，逐步完善医疗服务价格机制。[①] 其间，为应对医疗财政补贴不足的问题，政府也采取了一定的措施，比如在 20 世纪 80 年代中期政府允许受管制的医疗服务价格可以有所提高，而且国务院同意每年可以对医疗服务的价格进行调整，对新增医疗服务项目和高技术服务项目的定价成本可包含医疗器械设备的折旧成本，这一时期高技术诊疗项目的价格远远高于其成本，医疗机构通过这一途径来补偿其他医疗服务项目的亏损。此后，政府又于 1988 年、1991 年先后两次调价，医疗项目的数量分别达 4100 项和 6000 余项，1995—1999 年，全国有 26 个省（自治区、直辖市）调整了医疗服务收费标准，部分省份经过几次连续调整，医疗服务价格平均上升 11% 左右。

同时，为进一步激发医疗机构的动力，充分调动医务人员提供更好更高水平医疗服务的积极性、提升患者对医疗服务的可及性，国家发文首次明确了我国医疗服务价格机制改革的方向是市场化，要扩大医疗机构的自主权，对其放权让利，公立医院可以实施有偿服务。[②] 随着卫生事业规模迅速扩大，医院装备质量明显改善。1997 年年初，针对医疗服务价格机制改革，国家提出要根据医疗服务的不同性质，实行不同的定价原则，其中，基本医疗服务的价格参照减去财政补助后的成本定价，非基本医疗服务的价格按照略高于成本的方法定价，放宽特需医疗服务价格的管理；医疗机构之间

---

① 参见国务院批转《卫生部关于卫生工作改革若干政策问题的报告的通知》（国发〔1985〕62 号）。

② 参见国务院批转《卫生部等多部委关于扩大医疗卫生服务有关问题的意见》（国发〔1989〕10 号）。

的收费要拉开差距以引导患者基层首诊。① 紧接着，国家出台了一系列医疗服务体制改革的文件，明确提出公立医疗机构体制改革分类管理的思路，改革公立医院成本支出的补偿机制，要建立符合医疗服务体制改革的成本补偿机制。

2000 年，政府进一步要求卫生行政部门转变职能，政事分开，打破医疗机构的行政隶属关系和所有制界限，将医疗机构按照营利性和非营利性进行分类管理，同时实行医药分开核算、分别管理，以解决当时存在的"以药养医"问题。② 为了落实该文件，同年 7月，提出同时对医疗服务的价格采用政府指导价和市场调节价，取消单一的政府定价。③ 2001 年，国家对接近 4000 个医疗服务项目的名称、编码、内涵、计价单位等做了详细规定，并按照省市县三级行政隶属分级定价，首次在全国范围对医疗服务价格的项目和内容制定了统一标准。④

后期，该价格项目规范又分别经 2007 年和 2012 年两次修订完善，成为我国医疗服务价格统一标准指导文件并被沿用至今。药品加成让医疗服务机构有较高的利润空间，因此其在医疗服务价格调整上没有足够动力，这一时期的改革并未触及根本。随着经济体制向市场经济的进一步转型，医疗服务体制的市场化程度加大，医疗服务的生产成本快速增加，但财政补贴依旧维持原有水平，导致公立医院只有通过药品加成销售收入来弥补其收入与成本支出之间的巨大缺口，药品加成在这一时期是公立医院增加收入的主渠道（陈永成，2015）。从全国医院的财政补贴、医疗收费、药品收入的比例变化就可看出，21 世纪 80 年代初期这一比例为 1∶2∶2，90年代以后这一比例变为 1∶3.8∶5.2，可见财政补贴在下降而药

---

① 参见国务院《关于卫生改革与发展的决定》（中发〔1997〕3 号）。

② 参见 2000 年 2 月，国务院体改办、计委等多部委联合颁布了《关于城镇医药卫生体制改革的指导意见》（国办发〔2000〕16 号）。

③ 参见国家计委和卫生部联合颁布的《关于改革医疗服务价格管理的意见》。

④ 参见《全国医疗服务价格项目规范》（试行 2001 年版）。

品收入增速很快。20 世纪 90 年代末 21 世纪初，政府意识到应该提高基本医疗服务价格，同时降低药品费用，但此时改革的难度已经很大，因为政府担心提高了医疗服务价格，药品费用却降不下来，会加大医疗保险的压力和公众的就医负担，引起更大的社会矛盾。①

（一）医疗服务价格形成机制的特征

这一阶段医疗服务的价格依然由政府制定，政府给予了医疗服务机构一定的自主权。一是医疗服务价格实行政府指导价和市场调节价，取消政府定价。二是实行老项目老价格，新项目新价格的政策，企图通过提高新增医疗服务项目和高技术医疗服务项目的价格这一举措来弥补医疗机构的业务亏损。三是按性质划分，将医疗服务分为基本医疗服务、非基本医疗服务和特需服务三类，实行分类按成本加成定价的原则。但这一时期医疗服务的价格依然是行政化特征非常明显，很大一部分是靠药品加成销售收入来倒贴弥补成本损失。

（二）医疗服务价格调节机制的特征

医疗服务价格的调节主体依然是政府，这一阶段，相较计划经济时期不那么僵化，建立了每年可以适当调整医疗服务价格的机制。并且鼓励医疗机构可以通过新技术设备和药品等项目收入来弥补之前面临的亏损。由于药品加成的高利润回报，进一步抑制了供给方想调整医疗服务价格的动机，"以药养医""以医卖药"进入恶性循环。1999 年全国建立了城镇职工基本医疗保险制度，并成立了社会医疗保险经办机构（社保基金办），但这一时期医保机构的职责主要是审核、选定定点医疗机构和药店，拟定诊疗项目、基药目录、医疗服务设施标准及相关管理办法等，并未就医疗服务的价格与医疗机构进行谈判，再加上这一阶段我国的医保支付方式是后付

---

① 为了控制医药费用上涨，2006 年，国家又发文规定医疗机构销售药品，以实际购进价为基础，加成比例不得超过 15%，参见《关于进一步整顿药品和医疗服务市场价格秩序的意见》。

制，因此对医疗服务的总价并未起到调控的作用，更谈不上对医疗服务的价格调节起到任何作用。

（三）医疗服务价格监管机制的特征

政府及相关行政部门是监管主体，但这一时期，面临财政补贴压力，医疗机构亏损的局面，政府给予了医疗机构自主权，鼓励其利用经济手段自主创收，政府只给政策不做其他，因此从某种意义上说，政府的监管缺位促进了医疗服务机构药品加成弥补亏损甚至盈利的动力。改革主要围绕公立医院自主化办医展开，引入市场化元素。公立医院有了较大自主经营权，特别是在基建投资、财务方面几乎拥有完全的自主权。与此相应，医疗服务价格统一管控的程度有所放松，造成了以下影响。

第一，"以药养医"根深蒂固。公立医院处在市场化的大环境中，其生产运营所需的生产要素都已经开始市场化，而此时，医疗服务的价格依然行政化，国家财政拨款仅占医疗总支出的一半以下，其剩余费用则靠医疗机构自行解决。为了弥补亏损，减轻财政压力，催生出了"药品加成"制度，公立医院多项服务价格由政府确定，诸如护理费、手术费、诊疗费等此类费用已远远低于家政和社会临时工的费用，医务人员的工资制定依然是以岗位、职称、工龄为基础，涨幅甚微。医疗服务的供给方不得不依靠多开处方、多卖药、卖贵药来弥补收入，"以药养医"局面就此形成。

第二，医疗机构自主权进一步扩大。全国医疗机构准入条件放宽，国家倡导多元化办医格局并鼓励私人资本逐步进入医疗服务及药品市场等，最为典型的表现是医疗服务和药品价格实行双轨制，突破计划指令价格大一统的格局，市场导向明显。为应对外部竞争，医疗机构开始获得了具有独立经济主体产权属性特征的多项权力，同时诸如定价、人事、基本建设、采购权、剩余分配等权限也由行政机构逐步过渡给医疗机构自身，经营自主权进一步扩大。

第三，医疗服务公益性导向淡化。随着经济体制向市场经济转轨，医院和医务人员转化为具有利益趋向的市场主体，价格杠杆在医疗服务市场的利益分配过程中发挥了重要作用。为了解决医疗服务价格行政化被压低而带来的医疗服务供给不足的问题，国家设立药品加成制度旨在通过提高医务人员的收入而调动其积极性，这一改革的确增加了医疗机构和医务人员的收入，药品加成制度作为医疗服务的价格补偿机制成为医院、医务人员最重要的收入来源，但并没有真正促使医疗服务价格回归正常价值，反而促使医务人员在逐利动机下，利用其职业身份所带来的强势地位，加大力度给患者开大处方、用贵药、过度治疗以增加其收入（以医卖药、以药养医），导致医疗费用上涨迅速，医疗服务偏离公益性轨道。

二　市场化改革过渡时期的相关主体利益关系

在经济体制由计划经济向市场经济转型的过程中，医疗服务的生产要素（医药耗材、医务劳动力）等都卷入市场化的浪潮中，医疗服务的成本较计划经济时期上涨不少，但是财政补贴增加的速度远不及医疗服务成本上涨的速度，加之医疗服务价格一直被行政化压低，导致了医疗机构亏损，医务人员积极性受挫等负面影响，针对这一现实困境，我国开始了医疗服务体制的市场化改革。首先提出了医疗服务供给主体的市场化改革，提出让公立医院成为具有独立经营能力、自负盈亏的市场主体是当时政策的重要着力点。

在公立医院市场化改革过程中计划经济时期形成的公立医院"无私奉献，为患者服务"① 的医患关系被打破，公立医院不再单纯以患者为中心，具有了自身的经济利益目标函数。并且随着国家对医药企业也实施放权让利和医药分离的改革政策，医药企业也具有了自身的经济诉求，最终出现了患者、医院、医药企业三方博弈的局面，整个医疗服务的内部交易成本不断提高。药品加成制度作为医疗服务的价格补偿机制成为医院、医生最重要的收入来源。药品加成制度催生出医院、医务人员和医药企业三方组成的分利联盟，

----

① 这里的"无私奉献，为患者服务"只是一个相对概念，其实在计划经济时期，医生已经有收受红包、"以药养医"的行为了，此处，只是将医患关系做了一个改革前后的对比。

导致两大医疗经济问题。

首先，患者"看病贵"问题，由于医院和医药企业形成了利益共同体，在医疗服务信息不对称情况下患者承担了过多药品价格支出。为了体现医疗服务公益性，减轻患者的医疗负担，医保机构承担了患者大部分医疗支出，但是"先看病，后付钱"的医保后付制，并未真正实现医疗控费。

其次，医药企业在与医院（尤其是综合性大医院）的利益博弈中处于劣势，有时不得不通过"寻租"来实现药品销售，这无疑会导致企业成本增加，为了获得更高利润，很多价格低、疗效好的药就会退出市场。如图 3-2 所示，医院、医药企业和医生组成利益共同体，患者的利益受损最大，政府和医保机构的利益也是受损的。

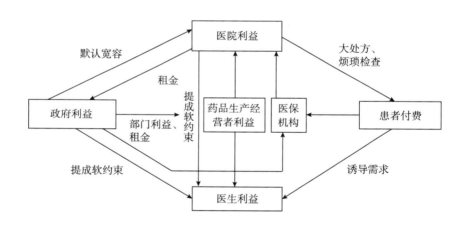

图 3-2　市场化改革时期相关主体的利益关系

（一）医疗服务供给方"以药养医"利益导向明显

市场化改革时期的医疗服务的供给方主要包括医院、医药企业和医务人员。20 世纪 80 年代以来，我国对公立医院的政策概括为"不给钱，不调价，给政策，弃监管，包工资"[①]。在外部环境市场

[①]　按医院编制人数，国家补助全部工资以及附加工资的 3%。

化，而医疗服务价格依旧行政化的背景下，催生出了允许公立医院药品加成定价销售的制度。药品加成制度下医药企业、公立医院和医务人员形成了既合作又博弈的利益关系。计划经济时期医药企业并不是自主经营、自负盈亏的经济主体，药品价格和医疗服务价格一样采取政府行政指导价格，政府的价格管制下医药企业只发挥了生产职能。医疗卫生体制步入市场化浪潮后，医药企业自主生产经营性被彻底释放，医药企业有了自主定价的权利。

在整个医疗服务产业链条上，公立医院处于双重垄断地位，公立医院直接掌握着患者资源，患者的整个医治环节中药品、检查的使用种类和数量都由公立医院（医务人员）决定，公立医院（医务人员）和医药企业之间产生了既合作又博弈的复杂利益关系。从合作角度看，由于医院和医生的收入高度依赖于医疗服务价格之上的药品加成价格，医药企业成了医院药品销售的上游，二者的经济利益的实现都需要通过药品销售来完成，某种意义上形成了利益联合体，二者共同从患者的药品费用支出中获得经济剩余。从博弈角度看，由于医院垄断了患者资源，医院在和医药企业实现供需交易的过程中处于强势地位，医药企业和医院之间存在较高的交易成本，为了降低自身的交易成本医药企业采取了分级代理制来实现药品的销售工作。

但是由于流通环节同样需要通过药品的销售获得商业利润，流通环节越长药品的价格也就越高。另外，医药企业为了获得药品的销售利润，必须在激烈的竞争中通过降价销售去竞争有限的医院资源有时候甚至会采取"寻租"的方式来获得销售资格，这无疑会增加企业成本和减少价格利润，产生的结果就是医药企业不愿意生产价格较低的药品，从而使一些价格低、疗效好的药品退出了市场，药品行业"劣币驱除良币"的现象随之产生。总的来说，在这一阶段，公立医院、医务人员和医药企业的利益相较计划经济时期大为改善。但是医务人员经济补偿是靠药品销售获得，深层次来看，这并不能反映医务人员之间专业技术水平的差异，医务人员无论专业技术水平好坏都可以通过卖药获得经济补偿，医务人员的劳动价值依旧没有得到客观体现，这样一来也不能起到奖励先进、鞭策后进，提高医疗服务供给质量和技术水平的目的。公立医院也越发偏离公益性目标。

（二）医疗服务需求方"看病贵"被"过度治疗"

根据上述分析，公立医院、医药企业和医务人员成了"分利联盟"①，利益较计划经济时期有很大增进，而患者成了这一轮改革的利益受损方。由于医疗服务具有高度专业性，医生提供的医疗服务和患者的认知之间存在较为严重的信息不对称问题，患者只能被动接受医院的医疗服务和药品开支。根据供方诱导需求理论②，公立医院和医务人员在自身收入提高的经济利益驱动下就会为患者开贵药、多开药等过度治疗方案。一方面，使患者的医疗费用支出大大增加，"看病贵"逐渐成了一个社会问题；另一方面，药物的过度使用不但严重影响患者的身心健康，而且也导致医疗过度消费而引致的医疗资源浪费，导致整个社会福利净损失。从图3-3可以看出，个人现金的医疗费用支出在医疗服务体制市场化改革以后呈现逐年上涨的趋势，并且在1990年前后超过了政府财政支出。

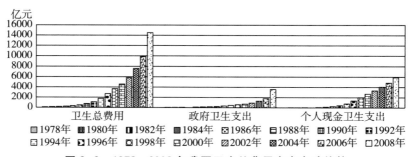

图3-3　1978—2008年我国卫生总费用支出变动趋势

资料来源：国家统计局网站。

（三）医疗服务支付方资金压力相对缓解

这一时期的支付方包括政府、医疗保险机构和患者三大主体。

---

① 分利联盟就是指在社会总利益中为本集团争取更多更大利益份额而采取集体行动的利益集团。

② 供给诱导需求（Supplier-Induced Demand，SID）是指因医疗服务供给方（医生）的自利动机而利用医生与患者之间的信息不对称所诱发的服务过度消费。

关于患者利益的变动情况前文已述及。

第一，对政府财政而言，从图 3-3 可以看出，政府卫生支出的上涨速度以及支出的总量都远不及患者个人总支出高。政府对公立医院实行"放权让利"的市场化改革，医院获得了更大的运营自主权，同时他们从财政获取的资源越来越少。到 20 世纪 90 年代末，财政补贴比重仅占医院收入的 6% 左右（王绍光，2005），政府相关支出减少。90 年代，政府在医疗服务筹资领域的责任进一步弱化。21 世纪以来，我国卫生总费用中公共筹资或者广义政府卫生支出有较大幅度增加。与此同时，政府不再独揽卫生筹资和直接提供基本医疗服务的职责，而是通过公共财政来实现筹资，并通过购买服务的方式，动员社会资本进入医疗卫生领域，来降低财政支出压力（顾昕，2010）。正是通过对公立医院实行"放权让利"的市场化改革，政府在此阶段的费用支出总体上负担减轻，在经济利益方面取得了一定增进，但是这时的医患矛盾加剧，居民医疗服务的公平性和可及性较差，另外，政府此时面临的社会效益有所下降。

第二，对医疗保险机构①而言。一是市场化改革时期，我国重在补需方，医保机构与医疗服务机构的价格谈判机制不健全，医疗保险机构作为制衡医疗服务供给方和患者之间利益的地位和作用还没有被凸显出来。二是医疗机构、医务人员在以经济利益为导向的考核机制下过度检查、过度治疗，而这一时期的支付方式主要为按项目后付制，这种支付方式不利于医保机构控制医保基金支出，因此医疗保险基金运行面临亏损，甚至有些地方出现收不抵支现象。

---

① 医疗保险机构可以监控医疗服务的质量和费用。一方面医保机构通过监督医疗机构的医疗服务行为，防止其滥用医疗服务资源；另一方面作为支付方购买医疗服务可以监督医疗机构有无增加不必要的医疗服务项目，以控制医疗费用过快增长、促进医疗服务质量提高、维护患者权益。

第三节　新医改公益性回归时期的
医疗服务价格机制及其
利益关系（2009 年至今）

一　新医改公益性回归时期的医疗服务价格机制特征

经过一段时期的市场化改革，"看病贵、看病难"问题依然没有得以解决，医患矛盾甚至进一步加剧，新一轮医改剑指"以药养医"制度。2009 年国务院发文①标志着我国新一轮的医药卫生体制改革启动，俗称"新医改"。针对政府与市场之争，新一轮医改确立了政府的主导地位，并且将医疗服务拉回到"公益性"的轨道上。而针对医药占比，"以药养医"机制，新医改有很长一段时间实质都在通过"药改"以破除"以药养医"，包括规定药品最高限价，药品加成率、药品集中招标制、医院二次议价以及现在的两票制等。新医改是一个较为全面的系统性改革，提出了营利性医疗机构自主定价，而公立医院提供的基本医疗服务则实行政府指导定价；规范公立医院的收费项目、标准，探索建立按病种收费的支付模式；建立定期调整医疗设备检查项目价格的制度。同年，国家发改委等部门联合出台政策对医疗服务价格机制进行改革②，实行设立药事服务费、适当调整医疗服务价格、改革支付方式等多种举措推进破除"以药养医"机制。

此后，推动改革的文件陆续出台，更明确地为公立医院改革设计了"路线图"，同时对医疗服务价格管理提出了政策性建议。③ 多

---

① 参见国务院出台的《关于深化医药卫生体制改革的意见》（中发〔2009〕6 号）（以下简称《意见》）。

② 参见《改革药品和医疗服务价格形成机制的意见》（发改价格〔2009〕2844 号）。

③ 参见《关于公立医院改革试点的指导意见》（卫医管发〔2010〕20 号）、《"十二五"期间深化医药卫生体制改革规划暨实施方案》（国发〔2012〕11 号）。

年来，公立医院医疗服务价格一直按项目收费，即"国家管项目，地方定价格"，国家规范制定医疗服务项目，具体价格由省级卫生或物价部门制定。虽然政府对医疗服务价格进行管控具有一定的合理性和必要性，但同时也暴露出诸多问题。可以看到，尽管国家对医疗服务价格进行了一些改革，但效果不尽如人意。2012 年，国家发改委、卫生部和中医药管理局联合颁布《全国医疗卫生服务价格项目规范》（2012 年版）（发改价格〔2012〕1170 号），要求进一步细化医疗服务项目内容，规范医疗服务项目名称和内涵。2015 年，政策提出要提升体现医疗服务人员劳动价值的项目价格，探索多种付费方式，理顺医疗服务项目比价关系，构建医疗服务价格的动态调整机制。① 同年，围绕深化医疗服务体制改革的目标，按照"总量控制、结构调整、有升有降、逐步到位"原则，积极稳妥推进医疗服务价格改革，同步加强与医保等相关政策的衔接。②

2016 年，提出统筹考虑取消药品加成及当地政府补偿政策，按照总量控制、结构调整的原则，同步调整医疗服务价格，重点提高诊疗、手术、康复、护理、中医等项目价格，通过规范诊疗行为，降低药品、耗材等费用腾出空间，动态调整医疗服务价格。③ 2017 年，国家颁布《"十三五"深化医药卫生体制改革规划》，明确指出取消药品加成，降低药品、医用耗材和大型医用设备检查治疗和检验等价格，重点提高手术、诊疗、护理、康复等项目的价格，加强分类指导，理顺不同级别医疗机构间和医疗服务项目的比价关系。通过规范诊疗行为、医保控费等降低药品、耗材等费用，严格控制不合理检查检验费用，为调整医疗服务价格腾出空间，并与医疗控费、薪酬制度、医保支付、分级诊疗等措施相衔接。2017 年，我国

---

① 参见国务院 2015 年《关于城市公立医院综合改革试点的指导意见》。

② 参见中共中央、国务院印发的《关于推进价格机制改革的若干意见》（中发〔2015〕28 号）。

③ 参见国家发展改革委等部委联合颁布《关于印发推进医疗服务价格改革意见的通知》（发改价格〔2016〕1431 号）。

深化医药卫生体制改革继续攻坚克难，勇蹚改革"深水区"。全国所有公立医院已全部开展综合改革，取消了实行 60 多年来的"药品加成"政策。

（一）医疗服务价格形成机制的特征

医疗服务定价主体由单一的政府向多元化转变。政府进一步对医疗机构本身及其从事的业务做出了性质上的明确区分——营利性和非营利性。营利性医疗机构提供的医疗服务和非营利性医疗机构提供的特需服务由市场形成价格，基本医疗服务的价格形成如图 3-4 所示，医疗服务价格制定的流程是中央制定医疗服务的项目、规范、政策等，地方价格主管部门会同其他相关的行政部门核定医疗服务价格，可以看出，价格制定由政府完全定价转变为政府指导定价，省级以及地市级政府在指导价的制定过程中享有了更大的自主权力。

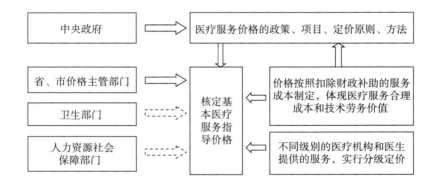

图 3-4　公益性回归阶段基本医疗服务的定价流程

（二）医疗服务价格调节机制的特征

这一阶段，医疗服务价格调节的主体主要还是政府，调节的内容是调整医疗服务价格的结构，全面取消药品加成，为提高医疗服务本身的价格腾出空间。我国社会医疗保险的作用受到重视，但这一时期，公立医院的垄断地位致使医疗保险机构与公立医院就医疗服务价格的谈判尚不能取得好的效果，加之此时医疗保险的支付方式为按项目后付制，很难对公立医院（医务人员）的诊疗行为构成约束，因此，这一阶段，医疗保险机构对医疗服务价格的调节作用还没有得到彻底释放。

（三）医疗服务价格监管机制的特征

在经济体制转型时期，政府监管的缺位引致了一系列问题。因此，在新医改公益性回归阶段，政府加大了对医疗服务价格形成和运行等环节的监管，监管主体涉及国家卫计委、国家发改委、财政部、人社部等多个部门，这些部门之间的监管范围有交叉也有监管空白，因此出现了"九龙治水"的监管状态。以医疗服务价格中药品的价格为例，其出厂价格归属物价局管辖，进入医疗机构的药品招标环节归属卫计委主管，在药品支付中涉及医保部分的归属人社部主管，药品生产及质量管理归属食药监部门监管范畴，药品流通领域归属商务部主管，药品价格的管理问题又属于国家发改委主管、部分还涉及国家工商总局，这个监管体系十分复杂，中间稍微衔接不好，就会出现问题。

新医改推行至今，围绕以公立医院为主体、破除以药养医为突破口的各项改革渐次推进，取得了一定成效。

第一，重新确立了医疗服务"公益性"的价值导向。这是符合我国作为中国特色社会主义市场经济国家国情的改革犹如下棋，以"公益性"价值取向为出发点，才不会在错综复杂的改革中迷失方向。

第二，医疗服务机构的营利性与非营利性。将医疗服务机构区分为营利性和非营利性，为政府的价格管制提供更明确的分类依据。经过一系列改革，医疗服务价格实现了政府指导价和市场调节价相结合的动态调整方式。这一方面促使医疗机构拥有更多的经营管理主动权，缓解了财政压力和社保基金压力的问题；另一方面，非营利性医疗机构可以在政府指导下自主定价，进一步促使价格更趋向医疗服务价值本身。

第三，破除"以药养医"、医药分开初显成效。国家通过制度构建要求取消药品加成，逐步砍掉公立医院的收入补偿中的药品加成渠道，"以药养医"机制开始有所瓦解，医疗服务价格的调节作用日益显现。如图 3-5 所示，我国公立医院住院病人次均医药费用中，药费和检查费涨幅基本得到控制，药费和检查费的上涨速度远低于总费用的上涨速度。

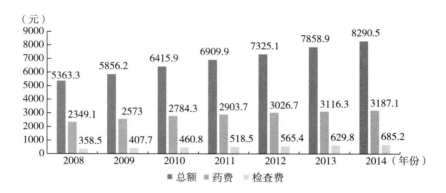

图 3-5　2008—2014 年我国公立医院住院病人次均医药费用占比走势

资料来源：根据国家统计局网站及卫生统计年鉴整理。

二　新医改公益性回归时期的相关主体利益关系

新一轮医改确立了我国公立医院医疗服务公益性的价值导向。这一时期，国家对医疗服务价格进行了市场分类化改革，重新加强了政府调控，对不同类型医院和医疗服务进行分类定价，基本医疗服务由政府指导定价，特殊医疗服务和民营医院市场化定价等。经过多轮系统性的改革，医疗服务质量和技术水平有了很大提升。政策层面也开始重视让医务人员的报酬符合价值规律，新医改后国家一直号召取消药品加成，直到 2017 年全国所有公立医院才终于全面取消药品加成。但是制度有路径依赖性，任何改革要取得好的成效都会经历一段"阵痛期"，何况医疗服务领域牵涉主体多，背后利益关系错综复杂，沉疴已久，总之，新医改确立公益性的价值导向是符合我国现阶段特色社会主义国家国情的。

（一）医疗服务供给方收入得到改善

第一，对医疗机构和医务人员的影响。新医改确立了破除"以

药养医""腾笼换鸟"，探索合理的利益导向和激励机制的改革思
路。由于路径依赖，2017年前，药品加成还未全面取消，药品加成
销售收入依旧是医务人员收入的补偿渠道之一。虽然自2012年北京
医改提倡建立"医事服务费"来替代药品加成销售收入这一补偿渠
道，但由于各方面既得利益固化严重，一直未推行开。如图3-6所
示，据相关医药类网站数据整理发现，2015年医生的人均年收入为
7.7万元，这一数额相较新医改前已经提高不少，然而考虑到从医
所需要付出的直接和间接成本，比如巨大的工作量和工作压力、为
接受高等教育所付出的时间和精力，以及长期以来受医闹影响而需
要承担的人身安全风险，大部分医生认为收入与付出之间没有达到
令人满意的平衡。有7%的医生每日工作时间超过12小时，然而他
们的年收入却只有7.2万元。值得注意的是，医生超负荷工作成为
一种普遍现象，78%的医生每天工作时间都超过了8小时。如图
3-7所示，工作量大的医生，其收入的确会相应提高，但是只有工
作量成倍地增加收入才略有增长，这对于医生的身体健康和个人生
活来说，都得不偿失。[①]

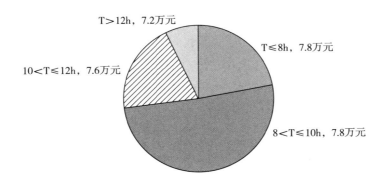

图3-6　2015年医务人员工作时间与薪酬

资料来源：根据相关医药类网站数据整理得到。

---

① 《2015年中国医生薪酬报告出炉揭秘医生待遇现状》，http：//neuro. dxy. cn/article/
492740？keywords＝%E5%8C%BB%E7%94%9F%E8%96%AA%E9%85%AC. 2016-05-17.

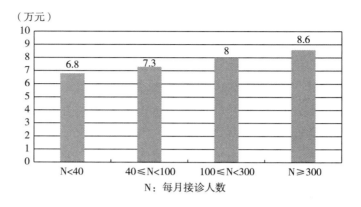

图 3-7 医生工作量与其薪酬

资料来源：根据相关医药类网站数据整理。

　　如表 3-1 所示，我们可以看到相较于药费占比下降，检查费占比有所增加，但药费与检查费之和总体呈下降趋势，更多体现医疗服务技术的费用占比在增加，体现了新一轮医改"控总量、腾空间、调结构、保衔接"的原则。这一轮医改，要还医生以体面，医疗服务价格要更多体现医生的劳务价值，所以这一时期，医务人员的利益变动较大，长远来说对医务人员提高技术水平是有利的。对于医务人员中水平较低不求上进者，其利益在短期内还可依靠检查费用和药品补偿，但从长远看，将面临优胜劣汰的局面。对医疗机构而言，由于国家对医疗服务价格实现分类管理，公立医院在非基本医疗服务领域将更加有自主经营权，非基本医疗服务放开放活经营，一方面可以补偿公立医院收入，另一方面也可促进医院整体医疗水平的提高和现代化管理的提升。

表 3-1　　2008—2014 年我国公立医院住院病人次均医药费用

年份	住院病人人均医药费（元）			占住院医药费比例（%）	
	总额	药费	检查费	药费	检查费
2008	5363.3	2349.1	358.5	43.8	6.7

续表

年份	住院病人人均医药费（元）			占住院医药费比例（%）	
	总额	药费	检查费	药费	检查费
2009	5856.2	2573	407.7	43.9	7.0
2010	6415.9	2784.3	460.8	43.4	7.2
2011	6909.9	2903.7	518.5	42.0	7.5
2012	7325.1	3026.7	565.4	41.3	7.7
2013	7858.9	3116.3	629.8	39.7	8.0
2014	8290.5	3187.1	685.2	38.4	8.3

资料来源：国家卫生和计划生育委员会《中国卫生统计年鉴（2015）》。

第二，对医药企业的影响。2009—2016 年，药品在公立医院病人医疗支出的费用中占比依然较高，但呈下降趋势。其间，医务人员依然把药品加成作为重要的收入补偿来源，这时医务人员、医药公司和公立医院之间的利益共同体在国家三令五申取消药品加成的政策下逐渐瓦解。长期来看，新一轮医改全面取消药品加成后，如果增设医事服务费体现了医务人员的劳动价值后，公立医院业务分类实施经营之后，医务人员和公立医院都不会冒风险再与医药企业组成利益共同体靠药品销售获利，这时医药企业将不再受公立医院和医务人员影响，其市场主体的独立性更强，医药企业将把更多精力放在药品的研发、生产技术的创新和企业现代化管理上，这样将促进我国医药卫生水平的发展。因此长期来看，对医药企业的高质量发展是有利的。

（二）需求方将享有更高质量的医疗服务

新一轮医改其目的就是要还利于民，让医疗服务重新回归公益性，因此长远看，医疗服务的需求方——患者无疑是最大的受益主体。随着全面取消药品加成、增设医事服务费的纵深推进，医药企业更专注于提升自身的新药研发水平和药品生产技术质量水平，医疗服务的价格能充分体现医务人员的劳动价值，那么医务人员将有动力继续学习深造，提高自己的医疗技术水平和质量。这些都是有益于患者身心健康的。

（三）医疗服务支付方回归正常职能

1. 对政府的影响

医疗服务的公益性回归的同时，政府的责任也相应回归。资金投入方面，表现在政府财政资金投入的迅速上涨。如图 3-8 所示，2009—2014 年，我国医疗费用支出增长了近 2.6 倍，远高于同期的教育、社会保障等支出增长。2009 年开始，政府投入 8500 亿元改善医疗服务水平。重点在保障基本医疗卫生、清偿基层医疗机构债务，建设和改造农村三级医疗服务机构等领域加大了财政补助。2010 年政府财政共投入 216.84 亿元构建三级医疗服务机构网络，2012 年，又在提高患者支付能力上进行了财政支持，将我国居民医保补助标准提高到了 240 元/人/年。新医改明确提出"把基本医疗服务作为公共产品向全民提供"和"构建覆盖全民的基本医疗制度，解决群众反映较多的看病难、看病贵问题"。尽管政府的支出会增加，但是政府收获的社会利益远远大于其付出的经济利益。

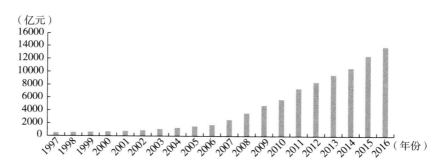

图 3-8　1997—2016 年政府医疗费用支出走势

资料来源：国家统计局网站。

2. 对医疗保险机构的影响

医疗保险的全面覆盖①，标志着全民医保时代的到来，广大民

---

① 截至 2019 年基本覆盖率已经达到 95% 以上，包括城镇职工基本医疗保险、城镇居民基本医疗保险、新型农村合作医疗保险制度。

众的就医需求快速释放出来。在 2017 年前，我国大部分地区还是按项目后付制的医保支付方式，这种模式下，医疗保险机构的利益格局与市场化改革过渡时期相比无太大差别。随着新一轮医改的深入推进，医疗服务价格的支付模式将结束这一单一支付模式，而推行以预付制为主的多元支付方式，这样的模式下，医疗保险机构可以通过医疗服务费用的预算控制，就医疗服务项目的总费用与医疗机构展开谈判，有效监督过度治疗问题，对其自身的医疗保险基金预算管理具有极大的正面促进作用，医疗保险基金的浪费情况会逐渐减少，因此新一轮医改对医疗保险机构而言是有利益增进的。

综上所述，如图 3-9 所示，循着经济体制转型、医疗服务体制改革的制度变迁主脉络，医疗服务价格机制的改革及其相关主体利益关系的变化也呈现从计划到市场、再到计划与市场结合的演变特征。

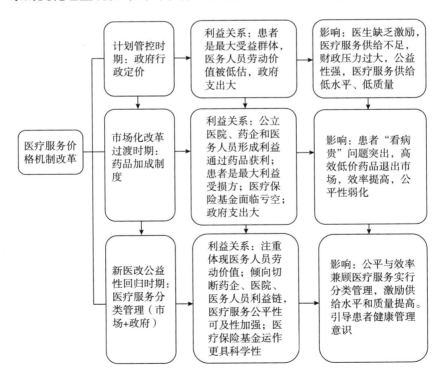

图 3-9   医疗服务价格机制变迁下的利益关系变动

第四节　现阶段我国医疗服务价格机制存在的问题及其原因

当前，中国特色社会主义已经进入了新时代，对医疗服务水平的发展提出了更高的要求，但医疗服务价格机制还面临着一些亟待进一步解决的深层次问题。通过对我国医疗服务价格机制变迁的脉络分析，我们看到不合理不科学的医疗服务价格机制将诱发一系列的问题。如图3-10所示，计划价格机制下，医疗服务价格由政府制定，价格远低于医疗服务成本，医疗服务供给方的劳动价值被低估，医务人员积极性受挫，供给和需求被抑制，随着经济体制市场化改革，同时物价上涨，医疗服务生产要素、劳动力成本增加，此时财政补助压力增加，为了缓解财政压力，政府允许公立医院药品加成销售以补偿公立医院亏损，就此催生出"以药养医"，在此畸形制度下，医务人员倾向于给患者过度治疗以销售更多的药和器械检查获得高额回报，这样一来，患者健康受损，同时医疗资源浪费严重，社会福利净损失。伴随着药品加成的全面取消，医疗服务价格机制在医疗服务体制改革中的重要性进一步凸显。

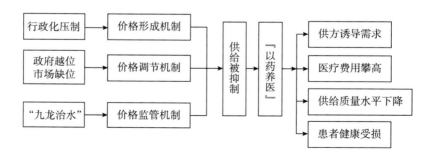

图3-10　不合理的医疗服务价格机制作用机理

一 医疗服务价格形成机制：市场化程度较低

目前，行政指导对医疗服务的价格形成影响较大，市场因素还没有充分发挥作用。一是由于制度的路径依赖性，我国长期以来形成了计划形成价格的机制，计划价格机制的不科学性又催生出"以药养医"制度，"以药养医"能够给公立医院和医务人员带来高额利润回报，因此作为医疗服务的供给方没有调整医疗服务价格的意愿。二是基本医疗服务与非基本医疗服务的范围界定还不够明晰。尽管政策要求基本医疗服务实行政府指导价，非基本医疗服务实行市场调节价，但基本医疗服务和非基本医疗服务界定的依据和标准没有明确统一，造成了实际操作中对医疗服务价格定价主体的模棱两可。三是公立医院的法人治理改革还没有到位，以至于有些该属于医院自主定价的医疗服务项目也面临"高压线"，放弃了市场定价的机会。四是医务人员的现有薪酬制度改革滞后，医疗服务的价格严重背离医务人员的劳动价值这一情况没有得到彻底改善，"以药养医"将依然是医务人员和公立医疗机构补偿收入的主渠道。

二 医疗服务价格调节机制：市场作用相对弱化

现阶段我国的医疗服务价格调节主要还是通过政府行政指令调节，没有建立起合适的动态调节价格的机制。而价格是反映市场供求最灵敏的信号，依靠政府调节难免会出现滞后。市场无疑是比较好的调节价格的手段，市场的供求、竞争机制都会灵敏、客观地影响价格的涨跌。而在我国，目前市场调节医疗服务价格的职能是相对缺位的。一是因为我国的社会医疗保险机构在议价方面的职能缺位。医疗保险机构作为医疗服务需方的购买代理人可以与医疗服务供方进行谈判协商确定医疗服务价格的实际水平，但我国的社会医疗保险机构还没有充分发挥这一职能，还主要集中在医保目录的药品确定、医疗服务项目的确定等方面。二是我国的医疗服务的支付方式不合理。目前主要还是按项目后付制为主，前文已经分析了按项目后付制下供方会诱导需求，加重患者和医疗保险机构的支出，这将不利于社会医疗保险机构发挥其控制医疗服务总费用的职能。三是相关的行业组织和第三方民间组织培育不足。比如医务人员没有行之有效的协会为其发声争取医务人员的切身利益，患者也没有相应的协会组织代表广大患者参与价格的调节过程。

三　医疗服务价格监管机制："九龙治水"而"水不得治"

"监管者"角色非常重要，可以对扰乱市场秩序的行为，通过法律和行政处罚增加其违规成本，以确保医疗服务价格的形成和运行。但我国目前的监管体系出现了政府部门"九龙治水"的局面。

第一，因为医疗服务的特殊性，除了价格主管部门——国家发改委及物价部门外，国家卫健委、财政部、国家食药监局、医疗保险机构、市场监管等都不同程度地参与到价格的监管当中，共同参与的结果会造成权力分散，部门之间的沟通协调会影响监管效果。

第二，部门之间存在利益纷争。新制度经济学认为，在经济活动中普遍存在着机会主义行为，人们总是尽最大努力保护和增加自己的利益。政府部门往往出于部门利益或者自身利益考虑也会产生机会主义行为，这种行为往往是"非绩效"的，形成部门之间的各自为政的"保护主义"行为。出于部门利益或者国家公职人员利益考虑的机会主义行为会大大降低医疗服务管理改革的制度绩效，部门之间博弈产生的组织成本会对合作绩效产生不良影响。

医疗服务价格改革的部门利益纷争主要表现在以下几个方面：一是对于医疗服务价格的形成方式的思路不统一，出现了"市场价格"和"政府价格"的分歧。国家发改委的思路是放开价格，通过医保机构和公立医院的谈判形成合理的市场定价；国家卫健委却更倾向于行政调控价格，准备将取消药品加成后降低的药费价格平移至医疗服务费，以此提高医疗服务价格。国家卫健委更偏好于行政调控的原因是担心处于较为强势地位的医保机构为节约医保基金压低医疗服务价格，出于部门利益考虑才更倾向于药品加成价格转移后医疗服务实现"旱涝保收"行政价格。二是医保基金管理权的争夺。医保基金支付是公立医院收入的主要来源，哪个部门掌握医保基金的供给端就可以影响医院医疗服务价格。随着城乡医疗统筹不断推进，医保基金并购是大势所趋，国家卫健委和人社部出于部门利益对医保基金管理权存在一定分歧。虽然医保基金的整体改革思路是"管机构和管钱"实现分离，但是从现有 20 个省份的医保基金并轨看，陕西省的医保基金归国家卫健委管，而其他地区归人社部管，依然未实现完全统一（截至2018 年）。三是医疗服务价格改革分工不明确势必会产生供需价格偏差。如表 3-2 所示，从医疗服务价格改革的部门分工看，国家发改委和省级价格主管部门主要负责医疗服务价格的制定，而人社部和国家卫健委负责医保支付标准，这种医疗服务供需价格分离的背后含义是避免医疗服务价格和医保支付标准由单一部门决定带来"我定价，我给钱"的利益输送问题，但是也会衍生出部门为了自身利益可能产生的供需价格偏差和过高的交易成本的问题。四是医疗服务是种类繁多、差别很大的服务体系，有的省管项目达 7000 余种，面对这样一个庞大的服务系统，单靠政府的监督管理是管不好也管不过来的。

表 3-2　　　　　　　　　　医疗服务价格改革部门分工

管理部门	分工
卫健委	建立公立医疗机构医药费定期通报制度
人社部、卫健委会同其他部门	制定医保支付标准
人社部、卫健委、财政部	推进医保支付方式改革
发改委会同有关部门	指导各地推进医疗服务价格改革
省级价格主管部门	制定具体医疗服务市场调节价格

资料来源：国家卫健委网站。

第五节　本章小结

伴随我国经济体制由计划经济向市场经济转型的制度变迁进程，我国的医疗服务体制、医疗服务价格机制经历了高度计划管制时期、市场化改革过渡时期与新医改公益性回归时期的历史演进历程。在计划经济时期，医疗服务价格的形成、调节与监管都由政府集权指令性管理，这一时期，医疗服务被作为福利性事业，医疗机构由政府主办，医务人员隶属国家行政事业人员编制领取行政工资，市场因素被排斥在外，医疗服务价格只作为一种内部核算依据，不能反映价值规律与供求关系，医疗服务供给方的激励不足，加之受工业化优先发展战略的导向和制约，医疗服务的供给受到抑制，这一时期的医疗服务呈现公益性但低水平低质量的特征，为了激励医疗服务供给，"以药养医"机制开始萌芽。市场化改革伊始，物价发生变化，医疗机构和医务人员成为准市场主体，医疗服务的生产要素价格上涨，但医疗服务的价格依然被行政化压低，致使医务人员、医疗机构难以维持再生产，"药品加成"销售作为医疗服务的价格补偿机制成为医院、医务人员最重要的收入来源。"药品加成"制度催生出两大问题，首先是患者"看病贵"问题，由于医院、医务人员和医药企业形成了"分利联盟"，在信息不对称情况下，患者被过度治疗、被开大处方、被开高价药，从而致使其医疗服务费用过快上涨。其次，医药企业在与医疗机构（尤其是综合性大医院）的利益博弈中处于劣势，不得不通过"寻租"来实现药品销售，这无疑会提高企业的成本，为了获得更高利润，很多价格低但疗效好的药品就退出了市场，最终导致社会福利净损失。这一时期，医疗服务的需求方利益受损，而医疗服务供给方的利益依靠"以药养医"补偿。这一现象不符合建立并完善我国社会主义市场经济体制的要求，2009 年新医改，医疗服务回归公益性，这一时期医疗服务的可及性、公平性有所好转，但由于制度依赖性、积弊时间太长以及涉及的相关主体利益及利益关系错综复杂，医疗服务的供需矛盾仍未得到实质性解决。特别是当前，在中国特色社会主义已经进入了新时代的背景下，医疗服务的需求方对医疗服务水平的发展提出了更高的要求，医疗服务价格机制中市场的作用依然相对弱化，医疗服务价格机制还面临着一些亟待进一步解决的深层次问题。

第四章

美国医疗服务价格机制改革：启示与借鉴

　　医改是一个世界性难题。各国在医疗卫生制度改革方面都做了不少尝试并取得了一定成果。尽管各国历史文化、政治制度和经济体制不尽相同，但这些国家在医疗服务价格机制方面的政策和协调各方利益关系的措施也有值得我们借鉴的地方。美国是典型的市场经济体制国家，其医疗服务价格机制高度市场化，价格的形成和调节都由市场机制决定，政府直接干预很少。但是，美国也面临同样的"看病贵"问题，为了有效缓解这一问题，美国政府主要采用间接调控的手段，这一手段借助于其发达的医疗保险市场来实现。医疗保险在美国医疗服务市场中扮演了一个至关重要的角色，医疗保险机构与医疗服务机构之间的谈判协商决定着医疗服务价格的形成和调节。根据医疗保险的议价能力不同，医疗服务机构会采取不同的价格策略。美国的医疗服务价格机制改革主要是围绕医疗保险这一关键性的中间桥梁展开的，我国现阶段医疗保险覆盖率已达95%以上，社会医疗保险的作用已日渐显现，美国如何通过医疗保险的相关改革来影响医疗服务价格，以及这一过程中涉及的相关主体利益关系转化及其机理值得我们深思。

第一节　高度市场化的美国医疗服务体制

一　高度市场化的医疗保障体系

第一，以私人商业保险为主的医疗保障体系。美国是市场化程度极高的国家，他们认为通过市场机制可以保证医疗保障体系的高效率，美国的医疗保障制度也是世界上市场化导向最为明确的医保模式。由此，美国医疗保障体系呈现出以私人商业医疗保险为主，政府公费医疗和社会医疗保险为辅的独特医疗保障体制。如图4-1所示，以2013年为例美国医疗保险主要以私人医疗保险为主，占总人口的54.3%（包括雇主支付和私人购买，其中通过雇主支付获得私人商业医疗保险的占48.2%，个人直接购买的私人医疗保险占6.1%），这一比例在20年多前曾高达74%（1990年）。政府提供的医疗保险比例占总人口的32.3%，其中为65岁以上老人提供"老人医疗保险"占总人口的14.7%；为穷人提供医疗保险的比例为15.6%；为儿童、残疾人、军人等提供医疗保险占总人口的2.0%。还有13.4%的人口处于无医疗保险状态，主要是一些小企业的季节性工人和低工资员工及其家属。可见，以私人商业医疗保险为主导的医疗保障制度正是美国市场化医疗保障制度的集中体现。

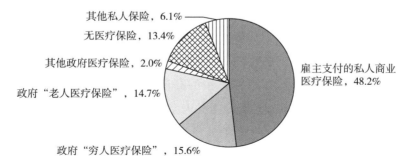

图4-1　美国医疗保险覆盖人口结构分布情况

资料来源：http://kff.org/other/state-indicator/total-population/.

第二，商业医疗保险市场发达。美国是世界上商业医疗保险市场最发达的国家，商业医保公司至少有上千家，以非营利性为主，少数为营利性组织。无论是营利性的还是非营利性的保险公司，既不是政府机构，也不是慈善组织，其生存都要按市场规则自负盈亏。有关数据显示，2013 年美国最大的 125 家商业医疗保险公司的医保收入达 7440 亿美元，其中前十家医保公司医保收入占比高达 62%。2017 年《财富》发布的全美上市公司 500 强中，有 8 家是商业医疗保险公司，其中 6 家位列前 100 名。最大的医保公司联合健康（United Health）以 1848 亿美元的营收位列第六位。同时也表明美国商业医疗保险市场发展呈现高度集中状态，在美国医疗服务体系中形成了一个强大稳固的利益集团，导致医疗保险公司之间缺乏竞争性，参保人缺乏选择性。

第三，政府医疗保障兜底。美国政府医疗保障并非美国医疗服务体系的主导力量，更多的是弥补商业医疗保险的不足和遗漏，主要是为老人、儿童、军人、残疾人等提供医疗服务保障。美国政府医疗保障主要包括三大计划。一是联邦医疗照顾计划主要针对 65 岁以上老人、符合条件的残疾人等提供政府医疗；二是医疗救助计划主要为低收入家庭的儿童、老人、残疾人等提供公费医疗；三是儿童医疗保险计划主要为没有达到医疗救助计划低收入条件，但又负担不起商业医疗保险的中低收入家庭儿童提供政府医疗保障。美国政府医疗保障通常也不是完全独立的，多与私人商业医疗保险公司合作，代其为保障对象提供医疗保障服务。

二 高度市场化的医疗供给体系

美国拥有以私立医疗机构为主的高度市场化的医疗服务供给体系。如图 4-2 所示，2009 年美国共有 5780 家医院，其中公立医院有 1864 所（含 444 家精神病院和 117 家长期护理医院），占总数的 23%；私立非营利性医院有 2918 家，占总数的 50%，私立营利性医院有 998 家，占总数的 17%，私营医院占到总数的 70%—75%（蔡江南，2016）。

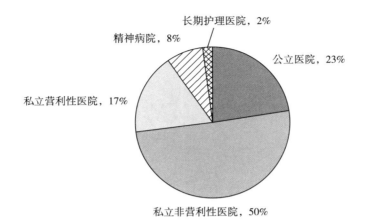

图 4-2　2009 年美国医疗机构组成情况

资料来源：笔者根据《医疗卫生体制改革的国际经验》整理得到，http://kff.org/other/state-indicator/total-population/.

美国采用医药分离制度，市场化程度较高。医疗机构内部禁止设立药房，患者可以根据医院开的处方到任何药店购买所需药品，药店的利润与医院、医生没有任何关系。美国药品市场高度独立化、市场化，药品价格完全由市场形成，政府不对药价进行管制，美国的药品价格通常较为便宜。

三　公民买单的医疗费用筹集体系

美国是世界上医疗费用支出最高的国家，2009 年美国医疗总费用约 2.51 万亿美元，占当年 GDP 的 17.6%，人均高达 8544 美元。美国医疗花费主要由政府和保险公司买单。政府是医疗费用筹资的第一大来源，如图 4-3 所示，以 2009 年为例，美国各级政府医疗费用支出总计达 11900 亿美元，占医疗总支出的 48%。由保险公司支付的医疗费用达到 8544 亿美元，占总支出的 34%。患者自付部分占医疗总支出的 11%，其他私人资金占 7%。正所谓羊毛出在羊身上，真正为美国医疗费用买单的是美国公民。政府支付的医疗费用来源于各种税收，保险公司支付的医疗费用来自投保人交的保费，雇主支付的医疗福利最终都转嫁到员工和消费者身上。

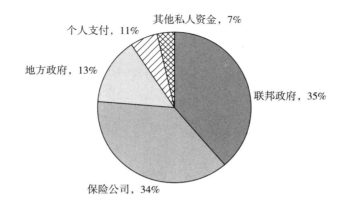

图 4-3　2009 年美国医疗费用资金来源

资料来源：http：//kff. org/other/state-indicator/total-population/.

四　以医疗保险为核心的市场价格机制

美国高度市场化的经济体制决定了其高度市场化的价格机制。美国的医疗服务价格从形成、调节到监管的环节都由市场机制起主要作用，这其中最离不开的是美国的医疗保险机构。① 美国以私人商业医疗保险为主，政府医疗保障和社会医疗保险为辅的医疗服务保障体系架构，决定了医疗保险在整个美国医疗服务价格机制改革中的重要性，由于不同的购买方，其议价能力大不相同，这就导致了美国医疗服务机构的价格策略有所不同，而支付方式的不同会导致医疗服务的总费用和服务质量效果的不同，从而导致医疗服务价格形成和调节的方式也不同。

---

① 美国医疗服务采用"回溯式议价"（retrospective payment）。也就是说，在美国医院就诊，任何治疗过程都没有明确的价格。所有的价格都是患者接受治疗后，由其保险公司与医院之间讨价还价决定。结合私人保险相对弱势的议价能力，"回溯式议价"造成了一个非常有趣的现象：一方面，针对相同的治疗或产品，美国私人保险支付的平均价格要高于其他发达国家；另一方面，美国私人保险个体支付的价格可以有非常大的差异。根据相关数据，2009 年在法国施行冠状动脉搭桥手术的价格为 16325 美元，相同的手术在德国是 27237 美元。而在美国，最低的价格是 37793 美元，平均价格是 59770 美元，最贵的价格高达 126182 美元！可以看到，由于保险公司议价能力的不同，即使是同一种手术，价格差别也可以高达几倍。

（一）医疗保险在医疗服务价格机制中的作用

1. 政府主导政府医疗保障下的医疗服务定价权

美国政府主导的医疗保障计划主要有 Medicare 和 Medicaid[①] 两类，由于政府在政府医疗保障计划中处于强势地位，而医疗服务机构相对处于弱势地位，因此其医疗服务定价权也就掌握在政府手中，医疗服务价格主要根据财政预算和历年医疗服务实际价格费用数据来确定。

（1）Medicare 的医疗服务定价方式。Medicare 医疗服务定价权并不在医院等医疗服务提供者手中，而是由政府掌控，政府根据筹资情况、历年价格数据、成本变化、医疗服务质量等因素来确定疾病诊断分组和门诊服务分组的价格。这一分组定价模式是由点值形成的相对价格，非常注重权重，当然权重也不是政府随意确定的，而是与相关医疗机构协商的结果。当然，早期 Medicare 医疗服务定价权是掌握在医疗服务机构手中的，他们按照各自确定的服务项目价格来收取医疗服务费用，政府并不会过多干涉，但随之而来的是医疗费用的快速增长，致使政府负担过重。为此，美国政府于 1983 年建立了价格管制部门，同时通过医疗费用结算方式改革取得了医疗服务的定价权，致使医疗服务提供者只能被动接受确定的价格。通过此种定价方式确定医疗服务价格基本在医院平均成本附近。2005 年，The Lewin Group 研究表明，Medicare 对医院的付费相当于医疗服务提供者平均成本的 95%。

（2）Medicaid 的医疗服务定价方式。Medicaid 的医疗服务定价权同样不掌握在医院等医疗供给者手中，由于 Medicaid 是在联邦政府监管下，各州独立运作，因此各州对医疗费用支付方式和定价方式也不尽相同。其中较为普遍的两种定价方式有：一是参照 Medicare 的定价方式通过疾病诊断分组方式对医疗服务进行定价；二是对每天医疗服

---

① Medicare 老年和残障健康保险，其服务对象是 65 岁以上的老人或者符合一定条件的 65 岁以下的残疾人或晚期肾病患者。Medicaid 是医疗补助，是针对低收入群体的医疗健康保障项目，服务对象是低收入的父母、老人、儿童及残障人士。

务费用进行定价。由于 Medicaid 属于医疗服务救助计划，因此其定价水平通常会低于医院平均成本。2005 年，The Lewin Group 研究表明，Medicaid 对医院的付费相当于医疗服务提供者平均成本的 92%。

2. 利益集团谈判机制主导商业医疗保险下的医疗服务定价权

美国私人商业医疗保险模式下的医疗服务价格主要通过保险公司与医疗服务提供者谈判协商确定，即商业保险公司统一为投保者向医疗服务商购买医疗服务。美国医疗保险公司为了增强议价能力，通常通过组团联合方式与医院等医疗服务商进行谈判，由于政府不参与也不管制谈判价格，加之保险公司处于信息不对称弱势地位，总体上通过谈判确定协议价格一般要高于医疗服务的平均成本，平均价格大概相当于平均成本的 122%（Dobson A.，et al.，2006）。美国的商业医疗保险公司竞争激烈，其与医疗机构的谈判力弱于政府与医疗机构的谈判力，因此医疗保险公司与医疗机构谈判的价格高于政府主导的医疗保障所谈判的价格。

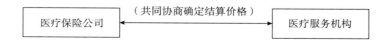

图 4-4　美国医疗服务价格谈判机制

美国医疗保险市场竞争性程度较高，各种大小、不同类型的保险公司数不胜数，提供各式各样的医疗保险计划，对医疗服务的需求也是千差万别。医疗服务供给者根据保险公司和医疗表现计划不同的需求，也会提供不同的服务项目。相对于规模较小的保险公司，医院通常处于强势地位，一般只会根据各自医疗服务项目标价给予一定的价格折扣，这一定价方式也被运用到门诊服务定价中。而对于规模较大、议价能力强的大型保险公司或团体组织，在价格谈判中，医院通常就没那么强势了。常用的定价方式主要有两种：一是将患者每日的平均医疗费用固化，而不是根据病人的实际医疗消费来确定；二是保险公司参照 Medicare 计划的疾病诊断分组中的价格，根据自身情况和需求来确定自己的疾病诊断分组体系中各医疗服务项目的价格。保险公司和医疗服务机构会根据成本、供求关系等因素定期对上述价格进行谈判协商。

3. 无议价能力患者的自付费医疗服务定价方式

自付费患者相对于强势的医疗服务机构利益集团没有任何议价能力，处于完全被动状态，只有被动接受医院医疗服务项目标价。自付费患者通常为外国人、非参保人以及其投保公司未与医疗机构合作的参保人等。一般情况下，各类医疗机构对高收入者或参保患者收取较高的医疗服务费用。有研究表明，无医疗保障的自付费患者往往比有医疗保险和政府医疗保障的患者支付更高的医疗价格，通常支付高出 2—3 倍的医疗服务价格（Anderson G. F.，2007）。其原因除了缺乏议价能力外，还与医院回收成本有关，因为无医疗保障人群支付医疗费用的比例只有 30% 左右，逃单现象严重，为了保证医院正常运行，只有对这部分人提高医疗服务价格。

（二）医疗服务支付方式由后付制向预付制改革

支付方式是美国医疗服务价格机制的重要内容，简单概括而言，美国医疗费用的支付方式正在由后付制向预付制转变。医疗服务后付费制凭借其简单易操作，在美国医疗保障体系早期发展中获得普遍应用，各大医疗保障计划和保险公司普遍采用这种支付方式向医疗服务机构付费。但随着医疗服务体系的不断完善和发展，后付制支付方式的缺点逐渐暴露出来，由于后付制是按医疗服务项目收费，而对于服务质量，医疗保障计划和保险公司并没有强制要求，也没有严格的监管和评价机制。这一支付机制诱使医疗服务提供者通过增加服务项目、过度使用药物、采用价格昂贵的医疗新技术等对患者进行过度医疗，从而增加其收入和利润，进而导致医疗费用大幅度快速增长。为了有效解决过度医疗和医疗费用支出大幅上涨问题，1983 年，美国国会通过《平等税负和财政责任法》将预付制付费方式引入医疗费用支付体系，这一支付方式实施推动了美国医疗费用支付体制的大变革，主要目的是遏制医疗服务机构过度医疗，进而控制医疗费用快速上涨。由于预付制支付方式严重损害医疗服务机构的利益，必然遭到其强烈抵制。因此，预付制支付方式最先在政府主导的 Medicare 计划中先行实施。

预付制是相对于后付制来说，预付制通过提前设定费用标准及打包付费方式来向医疗服务机构支付费用，以此来约束医疗服务提供者的行为。按总额预付制、按人头付费、按疾病诊断分组付费是预付制集中典型的支付方式。以疾病诊断分组付费制为例，该付费方式是目前美国最为常用的一种预付费方式，最早应用在 Medicare 计划中的急性住院服务中，其核心思想是根据患者年龄、性别、病症、住院天数、严重程度、临床诊断等因素将患者分成若干个诊断组，具有同一特征的归为一组，进而测算出每一组别的基本医疗费用标准，进而根据测算出的分组医疗费用标准与医疗服务机构谈判协商采用包干制的形式支付患者医疗费用。

（三）多方参与医疗服务价格的动态调节

美国医疗服务价格采用动态调节机制，每年就新增的服务项目和需要调整的项目发布新的医疗服务价格目录，每五年对全部医疗服务价格目录进行一次彻底修订。美国医疗服务价格动态调整流程是，美国相对价值更新委员会接收到新项目申请或现有项目相对价值修订，安排美国医学会 CPT 编辑委员会拟定项目编码，咨询委员会拟定项目内涵，更新委员会组织各专业委员开展相对价格调查测量，包括机构成本或非机构成本相对值点数和工作点数，委员会组织 31 个更新委员会代表对各项目点数投票表决，最后将项目及相对点值报送美国医疗保险和救助服务中心审议和公布。综上分析，我们对美国医疗服务价格形成和调节机制可以简要总结为两点：

第一，医疗服务价格主要通过强势利益集团主导或相关利益集团谈判协商确定。其中政府医疗保障计划中政府主导主要根据历年服务价格水平、财政预算、医疗服务平均成本、医疗服务质量等确定对应支付方式的医疗价格水平，通过立法和激励机制使医院普遍接受低于成本的定价。商业医疗保险计划下的医疗服务价格主要通过保险公司、医院、政府等相关利益集团的协商谈判来确定。

第二，医疗服务供给方常常根据支付方不同的议价能力，采用不同的定价策略。对于强势的大型医疗保险集团或组织往往给予较高的价格优惠，对于弱势较小的保险公司给予相对较高的定价，而对于几乎无议价能力的无保障个人，则只能被动接受医院提出的服务标价。如图4-5所示，政府处于强势地位，其主导的医疗保险保障与医疗服务机构谈判协商的价格>商业医疗保险谈判价格>无保障、无保险个人价格。由此可见，美国医疗服务市场的价格机制中，医疗保险作为医疗服务供给方和需求方的中间枢纽——支付方，其与医疗服务机构的谈判能力和支付方式对医疗服务价格影响极大。

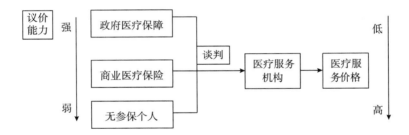

图4-5　不同支付方与医疗服务机构谈判对医疗服务价格的作用传导

第二节　美国医疗服务体系存在的问题

一　医疗费用持续快速攀升

美国的医疗费用位居世界前列。1960年，美国的医疗费用占其GDP的5%；2001年攀升至15%，2013年进一步上升到17.7%，预计2018年美国医疗费用将超过GDP的20%。经合组织2013年发布了34个发达国家健康数据，图4-6显示了2011年人均医疗支出前十的经合组织国家，美国人均医疗支出8508美元，比第2名挪威高出 50%，是第 10 名法国的 2 倍，医疗支出占 GDP 的比重为 17.7%，远高于其他经合组织国家。持续升高的医疗费用支出给美国政府造成了严重的财政负担，美国政府医疗卫生支出占卫生总支出的比重由 1970 年的 32.6% 上升到 2011 年的 45%，使美国财政不堪重负。

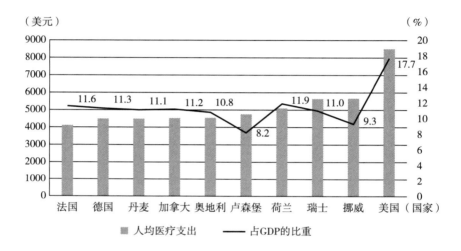

图 4-6 2011 年主要发达国家人均医疗支出及医疗支出占 GDP 比重

如图 4-7 所示，从美国家庭支出结构来看，医疗支出逐渐成为家庭支出的重要部分。据统计，2008 年美国家庭的医疗开支达 3600 亿美元，占当年所有家庭总开支的 5.9%，超过了美国人在教育、娱乐和服装等日常生活方面的开支（蔡江南，2016）。

二 医疗保障覆盖不全

虽然美国是全球发达经济体，医疗保障支出也是世界第一，但美国并没有形成医疗保障全覆盖，大约有 4500 万人没有任何形式的医疗保障，约占美国总人口的 15%，是世界上少有的几个没有实现医保全覆盖的发达国家之一。在没有医疗保险的人中，65 岁以下的成年人占绝大多数，而且其中 3/4 的人有工作，但大部分薪水比较低，这部分人可以称为有工作的穷人，他们的雇主大多不提供医疗福利，自己又无力购买，同时贫困程度也没有达到 Medicare 和 Medicaid 的条件。

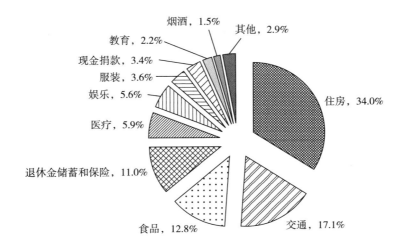

图 4-7　2008 年美国家庭支出比例结构

　　是否要为无保险人群提供医疗福利一直是美国非常有争议的话题。民主党认为应该为所有国民提供医疗福利，这是政府的责任，医疗应该是公民的权利。而共和党认为买不买医疗保险是个人的责任，不是政府的责任，政府不应该提供全民医疗，也不应该过多干涉私营医疗产业。这个问题是美国历史上一个争执不休、久而未决的老议题，历任民主党总统和国会都试图在这个问题上有所突破，虽然有所进展，但直到现在都没有彻底解决（蔡江南，2016）。

三　民众健康状况不尽理想

　　近几十年来，虽说美国民众的健康状况在持续改善，但作为世界上最发达的经济体和医疗费用支出最多的国家，美国民众在许多关键健康指标上在发达国家都排名落后。2013 年美国相关研究机构研究显示，美国的心肺病发病率、婴幼儿死亡率、残疾等多项健康指标在其调查的 17 个高收入国家中几乎都是最高的。经合组织2013 年发布 34 个发达国家健康数据显示，美国公民预期寿命从1990 年的 75.2 岁提高到 2011 年的 78.7 岁，但在主要发达国家排名中依然是最低的（见图 4-8）。婴幼儿死亡率从 1970 年的 20‰下降到 2008 年的 6.5‰，但仍几乎是经合组织国家平均 3.7‰的 2 倍

（财政部社会保障司，2014）。

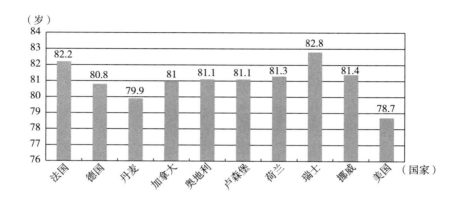

图 4-8　2011 年主要发达国家民众预期寿命

第三节　美国医疗服务价格机制改革及其利益关系

　　针对以上问题，美国政府在医疗服务价格机制方面做了一系列改革措施，而医疗保险在医疗服务高度市场化的美国扮演了重要角色，其对医疗服务价格的作用机理已在前文做出分析，因此，美国医疗服务价格机制的改革就是要利用医疗保险这一杠杆来撬动，其重点核心是围绕美国医疗服务市场是否实行全民医保以及医疗服务的支付方式改革而展开的。

一　美国医疗服务体制中的利益主体及其利益诉求

　　美国医疗服务体系市场化高度发达，其市场主体多元化，概括起来有政党、普通民众、医院、医生、医药公司、保险公司、雇主企业等几大主要利益主体，由于各利益主体均以自身利益最大化为出发点和落脚点，因此，这些市场主体利益诉求呈现多元化的特点，其利益关系也纷繁复杂，利益主体之间并不是相互独立、互不影响独立存在的，而是彼此之间相互作用、互为影响、错综复杂、动态博弈的有机组织关系，图4-9展示了美国医疗服务领域主要的经济主体及其相互关系。

第一，政党。民主党与共和党是美国两大执政党，美国政坛一直是两党轮流执政的模式。

一是民主党。在美国政坛，民主党一直是左派政党。从人员组成来看，民主党内妇女、中低收入阶层和少数民族比例较高。民主党代表中产阶层和贫困阶层，主要支持者是工会组织和知识分子，非常重视社会福利。民主党极力为工人阶层、贫困阶层等社会大众实现医疗保障全覆盖而竭力推动全民医保改革，几乎在每一任期内都会力推全民医疗改革和政府医疗改革。

二是共和党。与民主党相反，共和党一直是个偏右的政党，其人员组成以中高收入阶层、男性、白人等为主。共和党是资产阶级大企业家及富裕阶层利益的坚定代理人。为了维护保险公司、医院、药商等企业集团的利益，共和党通常极力反对全民医疗改革和政府医疗改革。

第二，普通民众。美国民众是医疗服务的直接接受者，也是各种医疗改革的感受者。不同民众对各类医改会有完全不同的反应，主要取决于医改对各阶层民众利益触动的程度。以全民医改为例，全民医改的主要目的是将没有医疗保障的人群纳入医保范围，而这部分人多为低收入者、无业者、残障人士等弱势群体，自然而然这部分群体是全民医改的坚定支持者。而对于本就有医疗保障的富裕和中产群体，全民医改对其不仅没有任何可得利益，而且还要为此支付更多的税，也就自然是全民医改的坚定反对者。因此，根据医改的目的不同，对各阶层民众利益的影响不同，各阶层民众对医改的反应也就有很大的差异。代表美国不同阶层民众的组织有美国劳工联合会等。

第三，医院。医院是美国提供医疗服务的主要机构，美国医院主要以私人商业医院为主，因此他们的目标类似于企业追求市场、追求收入和利益。针对患者，他们希望有更多的自主决定权；针对政府，希望减少干预；针对保险公司，希望增加医疗费用支出。也就是说，任何有损其利益的改革，医院都会坚决反对，任何有利于其增加收益的，医院都会坚决予以支持。全美最大的医院组织是美国医院协会，绝大多数医院都是该协会会员，目前有5000家美国医院会员。

第四，医生。美国医生属于自由职业者，可以自设诊所，自负盈亏，绝大多数医生与医院的关系不是雇佣关系，更多的是协作关系。医生和医院作为相互独立的个体，他们之间不存在费用问题，医生和医院各自分别向病人、保险公司或政府收取费用。因此，美国医生一切行为的出发点和落脚点均是自身利益最大化。美国医生之间通常会建立正式或非正式的组织或关系，各地都有医生协会，他们对内协同不同专科不同医生之间的关系，对外则代表医生行业整体维护医生利益，比如和医疗保险公司谈判，往往会因为规模优势，而取得较好的费率。美国医学会（AMA）作为全国性的医生协会，其游说力量非常强大，力求保护医生的高收入和职业自由度。

第五，医药企业。医药公司作为市场化的企业，其以自身利益最大化为根本目的。如果一项医疗改革涉及降低药价，保障常用药生产，强制医疗保险公司使用便宜有效的药品和医疗技术等使医药公司盈利空间大大降低，医药企业必将成为此项改革的坚定反对者。医药企业喜欢以私人商业保险为主的医疗保障市场，这是因为相对于处于垄断地位的政府，医药企业与保险公司谈判时更有优势和话语权，因此对于政府医保和全民医保，医药企业通常是持反对态度的。即政府主导下的全民医保，药价一定会下来。如医药企业卖给美国政府机构，如军队和国家机关的药品价格就要比一般的市场价低得多。美国药品研发和制造商协会是美国最大的医药类协会，绝大多数知名的药品研发和生产商均是其会员。

第六，医疗保险公司。美国商业医疗保险公司既是美国医疗保障体系中的主体，也是美国医疗服务市场中最为强大的利益集团。商业医疗保险公司同样以利益最大化为根本目的。商业医疗保险公司通过"挑肥拣瘦"方式来获益，即倾向于向那些收入高、身体健康、年轻的人提供医疗保险，而把那些年老体弱、身患重病、无业、收入低的人拒之门外。这也是为什么以商业医疗保险为主的美国医疗保险覆盖率低，始终无法实现全民医保的根本原因。医疗保险协会是美国商业医疗保险公司最大利益代表，代表全美1300多家商业保险公司。

第七，雇主企业。企业的核心目标是利润最大化，医改对不同类型的企业会有不同的影响，即使对于同一类型，不同的医改政策也会带来不同的影响。美国大型企业一般都会给员工购买医疗保险，甚至部分大型企业会建立自己的医保项目。而中小企业通常为员工购买的医疗保险层次较低，甚至拒绝为员工购买医疗保险。如果一项医改的实施会使企业的医保费用支出增加或运营成本增加，必将招致雇主企业的强烈反对。

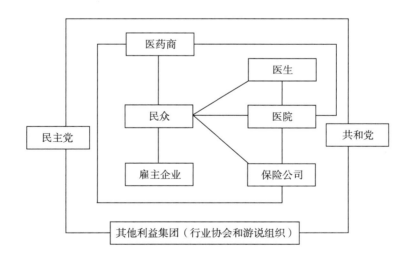

图 4-9 美国医疗服务价格体系各主体利益关系

以实施全民医保为例，全民医保直接的受益者是民众——没有医疗保险的民众，这些民众是坚决支持这项政策的，而有医疗保险的对此政策不关心，但这项政策的实施将迫使雇主企业支出更多的人力成本支出，保险公司将为无利可图的高风险人群提供保险，医院将不得不为这部分人提供低成本医疗服务项目，而医药商也不得不为此提供低成本的药品，因此他们是反对这项政策的，他们会通过行业协会和游说组织去游说政府放弃实施全民医保，而民众则会向政府施压推行全民医保，最终形成民主党和共和党两党分庭抗礼的局面，最终的结果取决于哪一方势力强大。当然，这只是一个简单的政策传导分析，实际政策推行过程中各方利益群体的博弈过程要复杂得多、曲折得多。

二 美国医疗服务价格机制改革的历史变迁

美国医疗服务价格机制改革的过程就是为实现全民医保、改革医疗服务方式而努力的过程，是党派、政府、保险公司、雇主、医院、药商、医生、民众等不同利益主体不断博弈的过程。其间经历了罗斯福、杜鲁门、约翰逊、尼克松、爱德华·肯尼迪和克林顿时期，每一时期的医疗服务市场主体的利益关系变动如下分析。

第一，罗斯福时期。1934年，作为"罗斯福新政"的一部分，民主党总统罗斯福签署了《社会保障法》，准备为经济萧条中的美国人提供诸如退休金、残障保险、失业补助等社会保障。但其中的全民医疗保险制度遭到了美国医学会的强烈反对，美国医学会代表医生的利益，他们担忧政府的社会保障政策会削弱其诊疗行为的自由从而切断其获得经济利益的途径（Thomasson，2002）。为了维护自身利益，美国医学会凭借其强大的影响力，撰文抨击政府医保是反民主的、反社会的，会加大民众和雇主的税收负担，罗斯福做出妥协，将法案中有关政府医疗保险的全部内容去除，但代表工人和劳动者的劳工组织①没有放弃对全民医保的追求，竭力在国会和各州游说推行政府医疗保险，为工薪阶层争取医疗保障权利，但在美国医学会的巨大游说能力和反对下，始终没有得到正式通过。

---

① 主要有美国劳动联合会、产业组织联合会、全美汽车工人联合会等劳工组织。

第二，杜鲁门时期。1945年，杜鲁门在劳工组织的支持下上台，提议国会对医疗制度进行改革，提出强制全民医疗保险、倍增医生和护士人数等措施。基于担心医务人员供给数量的增加会导致现有医务人员报酬下降的考虑，现有医生群体立刻做出激烈反应，美国医学会高调讨伐全民医保政策，斥责这是搞"社会主义"致使这项医改又一次流产。

第三，约翰逊时期。1964年民主党约翰逊获得总统连任，随着民权运动和工会势力的逐渐强大，政府医保再次被推上改革日程。在坚持不懈的努力下，1965年，Medicare和Medicaid的社会保障法案得以通过。这两项政府医疗保险计划只针对特定人群，且有严格的限定条件，仍然不是一个全民性医疗福利，覆盖人口不到总人口的1/6。实际上，这两项政策能在美国医学会的强有力的反对下通过，主要原因是该保障法案没有损害到商业保险公司、大雇主等相关主体的利益，反而对其利益还会有所增进。以Medicaid为例：对雇主而言，Medicaid相当于政府承担了本该雇主企业花在其退休雇员医疗方面的支出。对商业保险公司而言，老年人和残疾人患病率高，支付能力相对有限，因他们属于低收益人群，由政府负担这部分低收益人群的医疗保障，留下支付能力强、健康的人群，对于商业保险公司来说无疑是非常划算的。因此，保险公司转而支持政府医疗保险政策。此外，持续快速攀升的医疗服务价格也导致保险公司和雇主对美国医学会的严重不满，二者联合抗衡美国医学会支持Medicaid通过（Quadagno，2004）。美国医学会之所以做出让步，还有个重要原因就是，政府承诺不干预医生和医院的行医过程，保险公司直接管理患者医疗费用的报销、审核等内容。

第四，尼克松、爱德华·肯尼迪时期。20世纪60年代，以商业医疗保险为主的医疗服务保障体系促使了医疗服务价格和保险费用支出的持续快速上涨，但这些成本最终都转嫁到了工人身上。1971年，在美国劳动联合会、产业组织联合会、汽车工人联合会的支持下，前总统约翰·肯尼迪的弟弟，民主党参议院爱德华·肯尼迪提案政府作为唯一的保险提供者，举办全民医保。这一提案对医生、保险公司等利益集团无疑是颠覆性的，政府取代商业保险公司成为唯一的保险提供者，将大大削弱医生、医院、医药企业的议价能力，毫无疑问受到保险公司、美国医学会等的强烈抵制。1974年和1979年，肯尼迪先后两次做出妥协，提出让商业医疗保险公司作为政府的代理人、设定起付线、政府提供保险代金券购买商业医疗保险，进而实现全民医保计划，不仅没有得到美国医学会和商业保险公司的支持，还受到了工人组织的强烈批评，更没有得到共和党总统尼克松的认同，最终以失败告终。

第五，克林顿时期。1992年，年轻的民主党克林顿打败老布什，当选为美国第42任总统。克林顿一上任就提出进行全面的医疗制度改革，并任命其夫人希拉里·克林顿担任全国医改工作组组长。克林顿医改方案核心机制是"医疗购买联合体"和"有管理的竞争"，希望激励保险公司主动控制保费增长，同时为实现全民医保，强制性规定雇主必须为其雇员购买医疗保险。尽管希拉里尽量平衡各方利益，但仍然遭到保险公司、雇主、医院、医生等的极力反对。一是遭到雇主的强力反对，因为给雇员购买医疗保险必然增加企业的费用支出。二是遭到医生和医院的反对。因为这将使医疗保险公司的权力超过医生和医院，不利于医疗机构的谈判。三是招致保险公司的不满。虽然赋予保险公司较大自主性，但设定保费上限等规定也不利于保险公司经营（张维，2016）。在多方利益集团的抵制下，克林顿推动的医疗改革最终也归于失败。

通过分析美国近代医疗服务价格改革的历史过程，我们发现美国保险公司、雇主、医院、医生、药商以及民众相互独立，形成各自的利益集团，在医疗改革中以维护各自利益为己任。美国医疗改革和医疗服务保障体系的形成正是各大利益集团长期博弈的过程和结果。因此，在推进医改过程中，如何平衡好各相关方利益关系是医改成功与否的关键。

三　奥巴马医疗服务价格机制改革中的利益关系

奥巴马医改的主要目的概括起来主要有三点：一是扩大医疗保障覆盖范围，为无医疗保险民众提供基本的医疗保障服务；二是有效降低医疗服务费用支出，控制医疗费用快速增长态势，以缓解政府和社会巨大的财务压力；三是改革医疗服务供给体系，提高医疗服务质量。其改革的做法以及对利益关系的影响，下文将展开阐述。

（一）奥巴马医改主要内容

2010 年，奥巴马签署《病人保障和平价医疗法案》（Patient Protection and Affordable Care Act of 2010），即所谓的"奥巴马医改法案"，该法案主要内容如下。

第一，扩大医疗保障覆盖方面。一是所有收入在贫困线以上的人必须购买医疗保险，否则将以增加税收的形式进行惩罚；二是雇员在强制性要求 50 人以上的企业为其雇员购买医疗保险，同时鼓励 50 人以下的小企业为其雇员购买医疗保险，政府相应给予税收减免等优惠政策；三是建立医疗保险交易所，为购买医疗保险提供交易平台；四是为收入水平高于贫困线 138%，但低于 400% 的个人和家庭的中低收入人群购买保险提供补贴；五是保险公司不得以任何理由拒保，保证续保，不得将参保人年龄、健康与保费挂钩，除了投保人欺诈，保险公司不得取消保险；六是将收入水平低于贫困线 138% 的个人或家庭全部纳入贫困儿童和家庭提供医疗福利计划（Medicaid）。根据国会预算办公室预计，自 2014 年医改方案生效起，到 2019 年将有 3200 万本来没有保险的人获得医疗保险。2019 年，仍然没有保险的人将从 2010 年的 5000 多万人降到 2300 万人。到时候有医疗保险的 65 岁以下人口将占这部分人口的 95%（不包括非法移民）。也就是说，到 2019 年美国超过 95% 的人口将获得医疗保障。

第二，控制医疗费用方面。一是改革 Medicare 和 Medicaid 的支付方式，以价值和服务质量为衡量标准进行付费，减少按项目收费，增加按病种、人头等打包付费方式；二是控制私人医疗保险费用支出，加强私人医疗保险公司保费合理性审查，对保险公司保费设置上限，规定降低保险公司管理费用；三是私营保险公司必须以地区定价，不同年龄间保费差别不超过 2 倍，不得由于性别和健康状况差别而进行差别定价；四是投保人医疗自付部分，个人不得超过每年 5000 美元，家庭不能超过每年 10000 美元；五是员工工资福利总支出超过 50 万美元的公司，必须提供符合医疗保险交易所最低保障的医疗保险，否则将进行征税罚款；六是对年收入超过 35 万美元，个人收入超过 28 万美元的个人加征税收；七是完善联邦医保处方药福利，并使制药公司降低药价。

第三，提升医疗服务质量方面。一是将服务质量与医保付费挂钩，对提供高质量医疗服务的给予奖励，对服务质量差的医疗服务机构予以处罚；二是开展医疗效果比较研究，分类确定更合理的治疗方案，减少过度医疗；三是构建医疗信息系统，增加信息的透明度，将医疗成本、保费使用情况、医疗服务质量等按规定公开，供患者和社会监督；四是要求联邦医疗和社会服务部研究制定医疗质量指标。

（二）医疗服务价格机制改革中的利益关系

第一，从政党之间的利益争夺来看。奥巴马医改是民主党主推的，这次医改的一个重要目的是使美国医保覆盖率提升到 95%，增加的主要群体是没有保险的低收入群体。因此，奥巴马医改必然为民主党的基础选民带来较多利益。而代表着企业主以及投资人利益的右派共和党自然是最大的反对者。这是因为医改规定小企业也必须为员工购买医保，否则将给予处罚，这将损害中小企业的利益。同时，共和党还代表高收入群体的利益，而这部分群体基本都有医疗保险，因此增加医保覆盖率对他们来说没有什么实质性利益，相反那些年收入超过 20 万美元以上的家庭和个人还必须要为这次医改付税买单，作为富人代理人的共和党必然反对此次医改。

第二，从商业医疗保险公司来看。奥巴马医改对医疗服务体系内各利益主体的影响中无疑医疗保险行业受其影响最深。虽然没有政府设立的公立医疗保险计划进行竞争，但是在保险覆盖范围、客户选择权、保费定价、保险覆盖的医疗服务、保费用于医疗的比例、病人自费比例、病人医疗消费额度等方面均做了严格规定。而且除非投保人欺诈，否则一律不得拒保；不同年龄层次投保人之间的保费差额不得超过一定比例；不得设置保险最高金额。这些对医疗保险行业的苛刻管制，严重压缩了保险公司的利润空间，因此此项奥巴马医改招致保险公司的强烈抵制。

第三，从医药行业来看。对奥巴马医改态度最令人感到意外的是美国医药行业，在以往医改中，医药企业一直是坚定反对方，但针对此次医改美国医药产业协会却180度翻转，采取了谨慎支持的态度。主要原因是奥巴马医改最终没有像以往坚持推行全民政府医疗保险，而是仍然采用以私营保险为主的医保模式，这将确保医药价格不会受到大的影响。另外，奥巴马医改中对于老年人购买原研品牌药给予50%补贴，以及规定保险公司对医疗费用不得设置上限，这些对医药行业无疑是利好消息。同时，医改为医药行业带来了3200万永久客户也为医药行业带来了更多的利润。

第四，从医院、医生来看。这次医改将一直扣在医生头上的医疗费用限额去除了，新医改实施后将有效提高医院和医生的收入空间。同时，医改带来的3200万潜在客户对于医院和医生是一个利好。虽然很多医院其实已经在为这部分人服务，但由于没有医疗保险，很多医疗费用无法收回，医院需要靠政府来补贴这部分成本。再者，这部分人在有医疗保障后的潜在医疗服务需求得到巨大释放，将有效提高医院和医生的整体收入和利润。这就是美国医院协会和医师学会支持奥巴马医改的重要原因。

第五，从普通大众来看。不同情况的人，奥巴马医改的影响也不尽相同。对于大多数享受雇主提供的医疗保险的中产阶级个人及家庭影响不大。对于无雇主保险、无力购买保险，或者因高潜在医疗风险遭到拒保的人来说，此次改革无疑是雪中送炭，是最大的受益方。对于高收入人群,此次改革对他们没有任何好处,反而增加了税负。对原来享受政府医疗保障的人群也影响不大。可见,从某种意义上讲,此次改革是让富人补贴穷人的一次财富再分配,因此也就造成美国民众对此次医改的不同反应。有的热烈欢迎,有的极力抵制,有的漠不关心无所谓。

虽然奥巴马在美国医改历史上留下了浓墨重彩的一笔,其力推的医改方案最终获得通过,但这一方案是各方利益关系不断协调的结果。因为此次改革并没有彻底改变美国现有医疗保障体制和医疗服务供给制度,更多是对美国现有医疗服务体系的补充和完善。美国仍然是以私人商业医疗保险为主的医疗服务体系,并没有触及商业医疗保险公司的根本利益,因此奥巴马医改方案没有招致商业医疗保险利益集团的反对;对于医院、药商、医生等医疗服务供给者,奥巴马也没有实质性触及其根本利益,恰恰相反,还为他们带来了更多的潜在客户,这也是为什么美国医学会并没有强烈反对奥巴马医改的主要原因。

第四节　对我国医疗服务价格机制改革的启示与借鉴

一　医疗服务体制改革方面

第一,积极发挥市场机制作用。市场机制能有效激发各市场主体活力,提高市场运行效率。美国医疗服务体系高度市场化,政府管制相对较少,体制机制规范。虽然医疗服务具有一定的公共产品属性,完全依靠市场无法解决医疗服务的公平性和福利性的要求,但不可否认市场机制在美国医疗服务市场高效有序运行中发挥着基础不可替代的核心作用。因此,在推进我国医改的过程中,要充分重视将市场机制作为我国医疗服务体制的重要组成部分,在大力发展公费和社保的医疗服务体系基础上,适度发展商业医疗保险,将其作为我国现有医疗保障体系的重要补充，同时加快构建医院、医生、药商等各行业内部的市场体系，强化各行业内部竞争。

第二，协调平衡各大相关利益集团间的利益关系。医院、医生、药商、保险公司、患者等作为医疗服务体系的相关利益主体，改革必然要对现有利益格局进行重新调整，也就必然要触及相关利益集团的利益。因此，医改过程中要充分重视各大利益集团的诉求，协调处理好各利益相关方的关系。政府在协调和平衡各相关利益集团关系中要发挥关键作用，对于强势利益主体的不合理要求要坚决说不，对于弱势市场主体要给予扶持和保护，凝聚改革动力、化解改革阻力。

第三，积极发挥政府在医改中的主导作用。前文分析我们发现，作为医疗服务市场化程度最高的美国也越来越重视政府在医疗服务体系中的重要作用。医疗服务市场的特殊性，导致单靠市场机制无法实现医疗服务的公平性，还会造成逆向选择和道德风险，因此适当合理的行政手段是必不可少的。要不断加强政府在医疗服务体系监管、评价等方面的主导作用，通过行政手段强化医院、药商、保险公司的社会责任，积极发挥政府的引导和调节作用，实现医疗服务资源的社会化和公平化。

二 医疗服务价格机制方面

第一，将各利益主体协商谈判机制作为一个重要的医疗价格形成机制。协商谈判价格机制是基于供需双方各利益主体根据双方需求、定位以及议价能力，通过自由谈判协商形成一致意见的一种供需平衡的价格形成机制。前文分析，美国医疗服务市场化程度高，市场主体多元化，协商谈判机制是美国医疗服务价格形成的一个主要机制。随着我国医改的不断深入，医疗服务价格也逐步放开，多元化、多层次医疗服务体系的逐渐形成，为医疗服务供需之间通过谈判协商确定价格提供了基础条件，为了满足我国医疗体系新变化对价格形成机制的新需求，我们要积极推进协商谈判定价模式。充分发挥协商谈判定价模式的优势，政府必须要营造良好的商业环境，建立相应的行业规范，强化弱势利益主体的谈判议价能力，防止出现"店大欺客"现象的出现。

第二，积极推进预付制支付方式改革。截至 2020 年年底，我国基本医疗保险覆盖率达到 95% 以上，为实施预付制医疗费用支付模式提供了基本条件，当前我国医保机构仍普遍采用按项目后付费的定期结算制，同样存在较为严重的过度医疗和医疗费用快速上涨的问题。目前，预付制作为一种先进的医疗费用支付模式，在很多发达和发展中国家得到广泛应用，在抑制医疗服务机构预防过度医疗和降低医疗费用支出方面起到了积极作用。针对我国目前按项目付费的支付模式的弊端，应积极推进我国医保支付制度改革，由以项目付费制为主向以预付制为主的医疗支付制度转变，让预付制支付模式在我国医疗资源配置中发挥积极作用。

第三，积极推行各利益主体共同参与决策的医疗服务价格动态调整机制。当前，我国物价部门和卫生行政部门是医疗服务价格调整的主导者，医疗服务市场各主体参与度不高，使制定的医疗服务价格脱离临床实际，行政主导的价格调整流程和机制下市场反应缓慢，无法及时真实反映医疗服务实际市场价格的变化，导致医疗服务供需扭曲。我国应借鉴美国医疗服务市场价格动态调整机制，建立由物价部门、医院、医保、医生、研究机构、医学会等组织机构组成全国医疗价格委员会，每年定期修订医疗服务项目和价格，形成科学有序的动态的调整机制。

第五节　本章小结

任何国家的医疗改革都是一个错综复杂、耗时费力的工程。本章就美国的医疗服务体系及其存在的问题做了较全面的阐述，着重对其医疗服务价格机制改革进行了深入剖析，以期为我国医疗服务改革寻找可借鉴的成功经验与启示。通过案例分析发现，美国医疗服务价格机制改革的目的不外乎也是提高医疗保障覆盖范围、降低医疗费用支出、控制医疗服务价格在合理水平、提升医疗服务质量和效率、促进医疗服务均等化五个方面。美国的医疗服务价格改革核心是医疗保险及其支付方式的改革。美国的医疗服务体制高度市场化，其医疗服务价格的形成、调节和监管主要由"市场"决定，而医疗保险作为重要的市场参与主体，是其价格形成和调节的重要实现路径。医疗服务价格的形成、调节都离不开医疗保险的协商谈判，其中，政府主导的医疗保险、商业医疗保险和没有参保的纯个人三种支付方与医疗服务机构的议价能力截然不同。从实践看，美国历次医疗服务价格改革都是以医疗保险作为突破口、切入点，从罗斯福、杜鲁门等再到奥巴马医改，其间最为核心的内容都离不开实现全民医保以增加无参保群体的议价谈判能力，以及医疗服务的支付方式改革，从而实现对医疗服务价格的调节等。而这一系列改革的推行势必打破现有利益格局，尤其是医院、药商、医生、保险公司、企业雇主等医疗服务供给方的切身利益，同时，这些利益群体相对于医疗服务需求方的民众而言力量是非常强大的，他们在医疗服务市场中话语主导权强于患者，奥巴马政府是如何平衡和协调这些利益的冲突与矛盾的给了我们一定启示。在我国，医疗服务价格改革的背后实质也是利益格局的重塑，首要任务和核心任务就是要协调好、平衡好各相关方的利益关系。政府作为医疗服务价格改革的核心推动力量，在协调和平衡各相关利益集团关系中发挥着关键作用，对于民众等弱势主体要给予大力支持和保护，增强其谈判议价能力，既要保障群众的基本利益，也要充分重视各大利益群体的诉求。重视市场作用，重视市场主体根据供求机制、竞争机制自身对医疗服务价格的调节作用。引导医疗服务各相关利益主体借助市场力量，重点通过谈判协商来推动医疗服务价格改革的推进。

第五章

北京市医疗服务价格机制改革：启示与借鉴

　　伴随我国经济体制由计划经济向市场经济转型，我国的医疗服务体制机制也随之发生着一系列重大变革，在改革过程中涌现了一批勇于探索创新的典型，形成了一些符合实际、行之有效的经验做法。通过推广地方经验和典型做法，可以进一步加快改革的推进步伐，突破既得利益关系束缚，创新体制机制，为实现"健康中国"战略奠定基础。北京是国家医改领导小组办公室确定的公立医院改革国家联系试点的 16 个城市之一，其医疗服务改革一直走在国家前列，北京率先推开了破除"以药养医"的医疗服务价格改革，积累了宝贵的经验，为我们理论研究提供了现实的依据。近年来，"北京医改"取得了全国瞩目的成效，它是涵盖"医疗、医保、医药"三医联动的系统性改革，其核心内容就是医疗服务价格机制改革，与本书的研究框架非常契合。因此，本章选取"北京医改"作为案例进行剖析，首先对北京医疗服务价格机制改革历程做较为系统的梳理，然后总结提炼出北京医疗服务价格改革的主要做法，紧接着分析北京医疗服务价格改革的一系列做法对北京医疗服务领域利益相关方及其利益关系的影响，最后得出可以借鉴与推广的经验启示。

第一节　医疗服务价格机制改革历程

　　北京医改是响应国家 2009 年新医改方案，从 2012 年起开始试点，2017 年全面推开的一场渐进式的自上而下推动的改革。针对医疗费用持续上升、公立医疗机构费用始终居高不下、医疗保障基金支持压力逐渐增大、"以药养医"现象层出不穷、医患矛盾进一步加剧等一系列问题，我国开启了以破除"以药养医"为突破口的医疗服务体制改革征程。正是在此背景下，北京市作为试点城市之一，积极响应贯彻落实政策规定，成为全国第一批公立医院综合改革试点城市。北京市公立医院改革按照"从易到难，由浅入深"的思路稳步推进。2012 年，北京市出台了《北京市公立医院改革试点方案》，正式在全国率先启动大型公立医院综合改革试点。选取了 5 家公立医院[①]，启动了"两个分开"[②]"三个机制"[③]和创新服务模式的综合改革。此次改革着力点是坚持公立医院公益性为导向，破除"以药养医"机制，切断医疗服务供给方与药品企业之间的利益链条。改革后经过几年的运行，在医院药品费用和药费占比实现双下降，医师层级定价引导患者合理分流等方面取得了一定的成效。

　　另外，试点医院成为"改革孤岛"。由于试点医院的药品取消了 15% 的加成率，因此其药品价格要比其他医院的药品价格低，同时又设立了医事服务费，这又造成了试点医院的医事服务费比非试点医院高的局面，导致患者倾向于到试点医院开药、到非试点医院

---

　　① 改革自 2012 年 7 月起试行，5 家医院是北京友谊医院、朝阳医院、同仁医院、天坛医院和积水潭医院。其中，友谊医院、朝阳医院、儿童医院进行法人治理运行机制试点；友谊医院、朝阳医院、同仁医院和积水潭医院进行医保总额预付试点；友谊医院进行医药分开试点；5 家医院都进行财政价格补偿调控机制试点。

　　② "两个分开"是指管办分开、医药分开。

　　③ "三个机制"是指财政价格补偿调控机制、医疗保险调节机制和医院法人治理运行机制。

诊疗，导致患者就医分布过于集中。与此同时，试点医院的医事服务费可通过医保报销，这又进一步加大了门诊病人到试点医院就诊的数量，造成试点医院患者过度集中，而非试点医院"门可罗雀"。这一"孤岛效应"必然导致5家试点公立医院医疗成本支出压力快速膨胀。

为改变此种现状，同时也为巩固前期结果，扩大受益范围，北京市于2016年再次启动医药分开改革①，将绝大多数公立医院纳入改革范围，重点推进"两个分开、三个机制、两项制度、三个支撑"②的体制机制改革。2017年，北京市又一次启动关于医药分开的全面改革，旨在进一步深化"医药分开"改革，重击"以药养医"顽疾。根据《医药分开综合改革实施方案》（京政发〔2017〕11号），按照"总量控制、结构调整、有升有降、逐步到位"的原则，推进医疗服务价格改革。同时，在前期医改的基础上，进一步对医事服务费用进行明确，并将北京市所有三级、二级、一级医院及基层医疗机构全部纳入改革范畴。

表5-1 国家医改和北京医改政策

时间	医改文件	文件要点
2009年3月	《关于深化医药卫生体制改革的意见》（中发〔2009〕6号）	推进医药分开，逐步取消药品加成，适当调整医疗服务价格，增加政府投入，改革支付方式
2012年3月	《国务院关于印发"十二五"时期深化医药卫生体制改革规划暨实施方案的通知》（国发〔2012〕11号）	破除"以药补医"机制，推进医药分开，逐步取消药品加成，将公立医院补偿由服务费、药品加成收入和财政补助三个渠道改为服务收费和财政补助两个渠道

① 参见《北京市城市公立医院综合改革实施方案》（京政发〔2016〕10号）。
② 持续推进医药分开、继续深化管办分开，着力在医保调控机制、价格调节机制、财政投入机制改革上取得突破，持续推进人事薪酬制度改革和分级诊疗制度建设，发挥人才培养、学科发展和信息化建设支撑作用。

续表

时间	医改文件	文件要点
2015 年 5 月	《关于城市公立医院综合改革试点的指导意见》（国办发〔2015〕38 号）	公立医院改革试点城市所有城市公立医院和县级公立医院全部取消药品加成，实施医药分开改革
2016 年 3 月	《北京市城市公立医院综合改革实施方案》（京政发〔2016〕10 号）	在《全国医疗服务项目规范》（2012 年版）基础上，统筹研究医疗服务价格改革方案
2016 年 12 月	《"十三五"深化医药卫生体制改革规划》（国发〔2016〕78 号）	取消公立医院药品加成，调整医疗服务体系、加大政府投入、改革支付方式、降低医院运行成本
2017 年 3 月	《北京市人民政府关于印发医药分开综合改革实施方案的通知》（京政发〔2017〕11 号）	取消药品加成，设立医事服务费，医药产品阳光采购；规范医疗服务价格，逐步建立医疗服务价格动态调整机制；推进医保支付方式改革，增强公立医疗机构的公益性
2017 年 4 月	《国务院办公厅关于印发深化医药卫生体制改革 2017 年重点工作任务的通知》（国办发〔2017〕37 号）	2017 年 9 月底前所有公立医院全部取消药品加成（中药饮片除外）

第二节　医疗服务价格机制改革的主要做法

2017 年 4 月开始，北京行政区域内 3600 余家医疗机构[①]同步实施了医药分开综合改革，本次改革的目标有四：一是逐步建立医疗服务价格动态调整机制；二是转变公立医疗机构运行机制、规范医疗行为；三是降低药品、器械、耗材等的虚高价格和费用；四是增强公立医疗机构公益性，使群众有更多获得感。如图 5-1 所示，这场改革首先是价格改革，然后配套以药品和医保的联动改革，是系统性的"三医联动"改革。

---

① 改革范围涵盖北京市行政区域内政府、事业单位及国有企业举办的公立医疗机构和解放军、武警部队在京医疗机构。

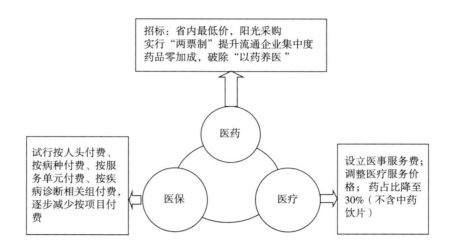

图 5-1　北京医改"三医联动"方案

一　医疗服务价格机制改革（形成、调节、监管）

本次医疗服务价格改革的核心就是重塑公立医院收入机制，通过改革医疗服务价格，改变医疗服务供给方通过药品、检查等项目获得经济利益的不合理路径，使其只能通过加强自身职业责任，提供更高质量、更高效率的医疗服务才能获取符合自身价值的经济利益。具体做法如下：

第一，取消药品加成，设立医事服务费。按照总量控制、结构改革、机制转换的平移改革原则，药品加成取消后的费用缺口由医事服务费①补偿。医事服务费分为门诊、急诊和住院医事服务费三种类别，不同级别医院和医生的医事服务费价格不同，医事服务费全部纳入医保报销，具体分类价格和报销比例如表 5-2 所示。医事服务费的价格和报销标准采取差异化的策略，为的是引导慢性病、常见病患者到基层医院首诊。

---

① 医事服务费的本质是医疗机构取消药品加成及挂号费诊疗费后，对其运行成本和向患者提供诊疗服务的医务团队的补偿。

表 5-2　　　　　　　　北京市公立医院医事服务费标准　　　　单位：元

项目	三级医院			二级医院			一级及社区医院		
	医事服务费	报销金额	自付金额	医事服务费	报销金额	自付金额	医事服务费	报销金额	自付金额
普通门诊	50	40	10	30	28	2	20	10	1
副主任医师	60		20	50	30	20	40	20	20
主任医师	80		40	70		40	60		40
知名专家	100		60	90		60	80		60
急诊	70	60	10	50	48	2	40	30	1
住院	100	按比例报销		60	按比例报销		50	按比例报销	

资料来源：《医药分开综合改革实施方案》（京政发〔2017〕11 号）。

第二，调整医疗服务价格，有升有降。北京现行的医疗服务项目价格体系形成于 1999 年，共有约 5300 余项。此次主要针对矛盾比较突出、改革呼声较高、基本达成共识的 5 类 435 个医疗服务项目的价格进行规范调整。如表 5-3、表 5-4 所示，435 项中价格有升有降，概言之"两降一升"。所谓"两降"一是降低了大型医用设备检查项目价格。如头部 CT 降价幅度为 25%（180 元→135 元），核磁检查降幅达 50%（850 元→400—600 元），PET/CT 降幅为 30%（10000 元→7000 元）。二是降低了药品价格。取消药品加成和实行阳光采购后，药价降幅大于 20%。"一升"是体现医护人员技术劳务价值的医疗服务项目价格得到提升，如中医、护理、手术价格等。

表 5-3 　　　　　　　2017 年北京医疗服务价格调整

项目	数量（项）	占比（%）	价格变动
综合医疗服务类（体现医护人员技术劳动价值的部分）	125	28.7	上涨
影像学诊断类（如 CT、核磁等）	185	42.5	下降
中医医疗服务类（如针灸、推拿等）	96	22.1	上涨
临床手术治疗类（如阑尾切除术等）	26	6.7	上涨
临床物理治疗类（放疗）	3		上涨

资料来源：北京市卫生计生委网站。

表 5-4 　　　　　2017 年北京医疗服务项目价格有升有降 　　　单位：元

CT、核磁等大型设备检查项目价格下调		
项目名称	改革前	改革后
头部 CT	180	135
核磁	850	400—600
PET/CT 全身显像	1000	7000
重症监护	25	15
冷/热湿敷法	20—60	5
护理、手术等体现医务人员价值项目价格上调		
普通床位	28	50
二级护理	7	26
静脉输液	2	7
阑尾切除术	234	560
针灸	4	26
普通拔罐治疗	3	18
艾条灸治疗	4	30
颈椎病推拿治疗	25	43
人工辅助通便	10	16
显微镜下脑干肿物切除术	3376	5000

资料来源：北京市卫生计生委网站。

　　第三，在确定医疗服务价格政策的依据时做了充分的前期工作。

一是参考了全国新版医疗服务价格项目规范给定的人力耗时、技术难度、风险程度等技术指标；二是在全市范围开展了历时4年的全面调研，尽可能摸清医疗服务项目成本的核算情况；三是纵向横向对比现行医疗服务价格，结合现存北京医疗服务资源配置情况，调整价格；四是广泛征求社会各方面意见、反复论证测算，先后有1200人次临床各领域专家参与论证，多次征求国家卫健委、国家医改办的意见。新的价格方案提出后，相关部门召集医疗机构、人大代表、政协委员和民众召开座谈并听取意见。

二 医药改革方面

医药采购方面，实施药品阳光采购，降低公立医院药品进价。阳光采购是指所有医院直接在公开的药品采购系统平台上采购药品。这一采购平台信息公开透明，包括药品质量指标、中标价格、采购动态、药品需求情况等。阳光采购与之前药品集中招标的区别在于：阳光采购是以医院为主体，每个医院分别决定各自采购的药品品种和价格；而省药品招标是以省为单位，统一决定药品采购的品种和价格。相比而言，阳光采购对医院来说自由度更高。本次阳光采购首次规定"购销双方应以采购平台提供的全国最低价格和我市各医疗机构最低成交价格作为重要谈判依据"，动态联动全国省级采购最低价格，有力地降低了北京市药品采购价格。

同时，对药品改革还制定药品质量的评价办法以保证药品质量不因价格下降而下降。对药品质量存在严重问题的企业，对发布严重违规广告的企业以及确存在严重商业贿赂行为的企业，实行一票否决，直接纳入不良记录。此外，还制定了包含药品质量评价体系，评价结果对外公开。食品药品监督管理局加大药品质量抽验力度，提升药品质量监控能力。一方面，对纳入医保目录的药品，及供应价格明显偏低存在质量隐患的产品，开展重点抽验工作，全面检测供应渠道的药品质量。另一方面，与卫生计生委建立药品价格调整信息沟通机制，对降价幅度调整较大的品种，开展有针对性的抽验工作，监控此类药品质量，保障药品价格降低后质量不降低。

经过改革，涉及 7000 多个品种的药品价格降幅约 8%，加上取消 15% 的药品加成，长期来看，药品总的价格降幅将达 20%。从现有数据来看，如降血脂的药品——"阿托伐他汀钙片"，2015 年，进口品牌"立普妥"和国产品牌"阿乐"的采购金额达 8.24 亿元，阳光采购后价格分别下降 9.76% 和 11.47%，采购费用节省 8300 万元。如用于心脑血管抗凝的"氢氯吡格雷片"，2015 年，进口品牌"波立维"和国产品牌"泰嘉"的采购金额为 8.31 亿元，阳光采购后价格分别下降 6.14% 和 9.56%，采购费用减少 6000 万元。

三 医保等配套改革方面

第一，配套医疗保险的改革。2017 年的北京医改新政进一步深化了医保支付方式的改革，主要体现在医保支付方式、医保支付的对象以及医保报销政策三方面。

一是支付方式改革。减少按项目付费，探索以按疾病诊断相关分组付费、按服务单元付费、按人头付费等为补充的多元付费方式，逐步发挥医疗保险机构对医疗服务供给方的调控、监督、制约以及对患者的科学就医引导作用。

二是所有定点签约医疗机构均参加此次改革。为了保障参保人员享受同等医疗待遇的公平性，本次医改将全市所有医保定点医疗机构，包含新农合定点的医疗机构都纳入改革范围。

三是在医保报销政策上为改革提供支撑。首先，将医事服务费纳入基本医疗保险报销的范围，并调整报销政策。其中，门诊医事服务费实行定额报销，参保人员发生的医事服务费按规定报销，并且不受起付线和封顶线的限制。如表 5-2 所示，三级医院普通门诊定额报销 40 元，二级医院普通门诊定额报销 28 元，一级及以下医疗机构普通门诊定额报销 19 元，住院医事服务费按比例进行报销。其次，对此次调整的 435 项医疗服务价格项目都纳入了医保报销范围，国家明确规定不予报销的除外。再次，增加社区定点医疗机构数量，统一社区医院药品报销规模。又次，慢性病患者可享受 2 个月长处方报销。最后，针对医事服务费，从大医院到社区医院实行阶梯式的报销政策，促进患者门诊向基层医疗机构下沉。

第二，配套医疗救助的改革。在此次改革中，北京市民政局调整了特困供养人员、最低生活保障人员、生活困难补助人员和低收入救助人员的救助标准。具体救助措施如表5-5所示，一是将社会救助对象门诊、住院和重大疾病的救助比例上调10%；二是将全年救助封顶线统一上调50%；三是医疗救助后，个人负担仍然超出家庭承受能力，导致基本生活出现困难的，可向户籍所在地乡镇申请临时救助。对于政府救助之后或不符合社会救助政策但确因患病导致基本生活出现困难的，可以由乡镇协助向慈善组织申请慈善救助。

表 5-5　　　　　　　　**北京医改前后医疗救助政策比较**

救助类别	救助比例（%）		救助封顶线（元）	
	改革前	改革后	改革前	改革后
门诊救助	70	80	4000	6000
住院救助	70	80	40000	60000
重大疾病救助	75	85	80000	120000

第三，配套综合监管改革。为确保改革顺利进行，北京市此次还配套了卫健委、发改委、人社局以及药监局等相关部门的联动监管改革制度。一是构建了联查联动的综合监管机制，进一步加强对医疗服务和药品经营行为规范的监督管理。二是加大价格执法力度，严肃查处价格违法、违规行为，做到举报必查、违法必究，露头就打，对情节严重、性质恶劣的事件予以查处并处分。三是完善公立医院绩效评价体系，促使公立医院控制费用的同时保证医疗服务质量。

医改新政实施以来，北京市基本建立了由政府机构、医疗机构、医疗保障部门、监管部门、社会公众等多方参与的医疗服务价格机制，逐渐开创了"四化、五升、五降"的新局面，"四化"即要素价格市场化（药材、耗材、劳动力等）、服务价格管理分类化（管住基本服务，放开非基本服务），医药费用结构进一步优化，医疗服务项目比价关系合理化；"五升"即基层诊疗量上升、技术劳动收入上升、可分配收入上升、医保保障上升以及医疗救助力度上升；"五降"即药费降、药占比降，二级、三级医院诊疗量降、设备检查费降、医保患者负担降。

第三节 医疗服务价格机制改革对利益及利益关系的影响

北京医疗服务价格改革涉及医疗机构、医务人员、患者、政府部门、医疗保险等多方利益，特别是取消医药加成、设立医事服务费，对医疗机构和患者供需两方产生了最为直接的利益影响，下文将通过对改革过程中相关方利益的变动情况来具体阐述北京的改革是运用了哪些措施使这一系列利益的矛盾与冲突走向协调的。

一 对供给方的影响

（一）对医疗机构的影响

改革前，根据医疗服务项目成本核算数据统计，有75%的服务项目价格低于成本，并且小病大治的现象普遍存在于三级医院中，这严重背离了三级医疗治疗疑难危重症的行医定位，本次改革对一级、二级、三级医院的影响各不相同。

第一，通过医事服务费的差别定价与差别报销促进分级诊疗。改革后，门诊下沉，三级医院门诊数量下降显著。如图5-2所示，医改两个月患者由二级、三级医院流向一级、社区医院。与去年同期相比，三级医院的门诊量减少12.58%，二级医院也有所下降，但一级医院、社区卫生服务机构（以下简称社区医院）的诊疗量却出现了明显上升（+7.60%）。通过对医改后3个月与医改后2个月的数据对比显示，患者由二级、三级医院进一步流向一级、社区医

院。与去年同期相比，三级医院在医改 3 个月后，其门诊量减少
12.7%，二级医院减少 4.9%，而一级、社区医院的诊疗量出现了
明显上升（+10.0%），分级诊疗效果显著。短期看，二级、三级医
院收入会受影响，但是随着改革的纵深推进，医疗服务价格的进一
步理顺，患者就医选择更加理性，二级、三级医院的收入不会
减少。

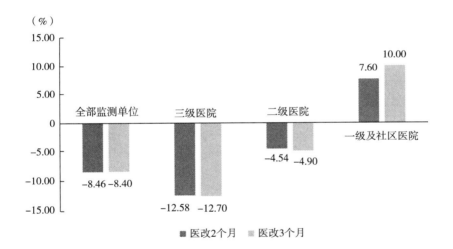

图 5-2　改革 2 个月和 3 个月同期门诊量变化情况

资料来源：北京市卫健委、网络数据和海通证券研究所。

　　第二，全面取消药品加成，阳光采购以降低医疗费用"药占
比"。如图 5-3 所示，医改 2 个月后整体药占比由改革前的 43.5%
降至 36.6%。药占比下降的主要原因有二，一是药品的销售价格下
降。本次改革取消了药品加成，加上药品阳光采购的进货机制，药
品零加成使北京市药品终端销售价降幅 10%，阳光采购药价平均降
幅 8%，最后导致药品最终销售到患者手上的价格大幅降低。二是
增设医事服务费后，医务人员更纯粹地行医，不必再过多考虑怎样
通过卖药获得灰色收入，因此大处方、贵处方较改革前有所减少。
此次改革中，社区医院不受药占比 30%限制，再加上集中需要医疗

服务技术的项目多集中在二级、三级医院，社区医院医事服务费占比较低，所以社区医院的药占比相对二级、三级医院较高。这样一来，二级、三级医院就更有精力致力于疑难杂症等需要更多的医疗卫生技术的服务项目的医治上，社区医院更多地解决常见病、易治病上面。

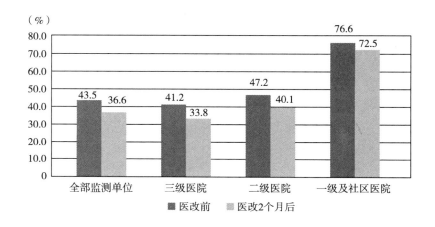

图5-3　医改前后医疗机构医药收入占比情况

资料来源：北京市卫健委、网络数据和海通证券研究所。

一直以来，以药养医饱受诟病，此次北京的改革破釜沉舟，全面取消药品加成辅之以药品阳光采购，有力斩断了医院与医药企业之间的利益链条。而为了协调医疗机构和医院的利益，此次改革预估了取消药品加成可能会带给医疗机构的利益损失，将这笔费用平移转换到医事服务费上，这样一来医疗机构和医务人员的总体利益不会有太大变化。

（二）对医务人员的影响

同样地，医务人员因其职级不同以及所在医院级别不同，本次改革对他们的利益影响也有所不同。

第一，医疗机构级别越高，医务人员职级越高，医事服务费价格越高，体现了对医务人员的技术劳务价值的尊重。取消医药加成制度，设立医事服务费制度，医务人员将重心转移到技术服务本身，不再迫切地通过医药来取得收益。这意味着医务人员不能通过药品加成销售获得高额回报之后，只能通过不断提升自己的医疗技术、不断提高自己的医疗服务质量才能获得相应的报酬，医务人员将从"卖药"回归到"卖服务"的轨道上来。由于取消挂号费、诊疗费后，由医事服务费取而代之，医事服务费的差异价格能起到有效地分流患者就医的作用，因此本次改革对医务人员的利益影响，又因医务人员所在的医院级别和其自身的职级不同而呈现不同的影响。

第二，二级、三级医院医务人员门诊收入短时间内会下降。上文分析了改革后，二级、三级医院的门诊量减少，而一级及社区医院的门诊量增加不少，这意味着二级、三级医院的医生门诊接诊量减少，从而导致二级、三级医院医务人员的门诊收入减少。

第三，医务人员职级不同，其收入变动情况不同。以三级医院为例，如图5-4所示，医生职级不同，其接诊量发生的变化幅度也相应不同，改革后副主任医师、主任医师及知名专家的门诊人次均下降，这反映出病人在就诊的时候更加理性，不盲目追求专家号。尽管知名专家、主任医师、副主任医师的门诊接诊人数会下降，但是长期来看，住院病人数稳步上升，而本次体现医务劳动价值的医疗服务价格都有大幅提升，所以他们的利益变动不会太大。① 医改后，由于患者合理分流，基层医疗机构门诊数量急剧上升，伴随而来的是基层医疗机构医务人员收入稳定上升。这同时也反映了本次"总量控制、费用平移、转换机制"的改革原则。

第四，一定程度上拉开了医务人员的收入差距，激励约束机制进一步增强。这一举措有益于高水平、高责任心的医务人员。而技术差的医务人员，由于"以药养医"机制逐渐瓦解，他们不能通过

---

① 通过卫生部门对405个病种的静态测算显示，改革后，门诊患者次均费用平均降幅为5.11%，住院患者例均费用平均涨幅为2.53%。

这一扭曲的机制获得高额利润，长期而言，如果他们不加强学习，加快提高自我业务素质和职业能力，他的收入在优胜劣汰的竞争机制下还会下降。总体来说，北京医改对医务人员的影响是正向的，通过对取消药品加成和医疗服务价格的改革，重塑了医务人员的激励机制，总体上保障了医务人员的利益，有利于促成一个好的行业氛围。

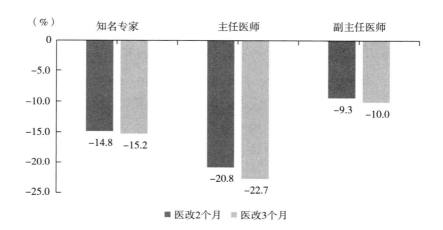

图 5-4　三级医院不同职级医生接诊量同比

资料来源：北京市卫健委、网络数据和海通证券研究所。

（三）对医药企业的影响

总体上看，取消药品加成、阳光采购政策从根本上击破了药企、医院和医务人员的利益联盟。药品采购在阳光下进行，各项信息公开透明，消费者也可通过网站查询药品价格，这有利于进一步铲除医药企业借助于"寻租"等手段销售药品的土壤，政府干预的范围缩小，药品交易更多地交给市场机制来完成。在供求、竞争机制的作用下，医药企业只有不断提高产品的研发创新水平、增加企业的管理控制能力才能获得好的回报。

从表5-6、表5-7、表5-8可以看出，生产的药品种类不同，医药企业受本次改革影响的利益变化情况是有区别的，同品种药品对比，进口药价格下降幅度小于国产药下降幅度。在北京市医药阳光采购综合管理平台随机统计了 10 款用量较大的药品，与改革前相比，本次阳光采购的进口药品平均价格降幅为 4%。国产仿制药品平均价格降幅为 12%，降价幅度高于进口药品，国产仿制药的价格虚高问题很快暴露出来，在阳光采购政策下，价格水分很快被挤出。与改革前相比，本次阳光采购中药口服制剂价格平均下降 5%，原因是中药口服制剂生产中的医药技术及专业劳动的比值较高，故价格降幅较小。

表 5-6 进口药改革前后价格对比情况

药品名	剂型	生产企业	改革后（元）	改革前（元）	对比差价（元）	降价幅度（%）
阿卡波糖	片剂	拜耳医药	61.92	61.92	0	0
恩替卡韦	片剂	施贵宝制药	191.99	208.7	-16.71	-8
瑞舒伐他汀	片剂	阿斯利康	49.25	54.53	-5.28	-10
氯吡格雷	片剂	赛诺菲	108.29	115.37	-7.08	-6
美罗培南	冻干粉针剂	日本住友	155.99	167.31	-11.32	-7
重组人胰岛素注射液	注射剂	礼来	49.21	51.8	-2.59	-5
奥美拉唑	冻干粉针剂	阿斯利康	81.89	86.96	-5.07	-6
阿托伐他汀钙片	片剂	辉瑞	43.4	45.44	-2.04	-4
人血白蛋白	注射液	CSL	420	372	48	13
左氧氟沙星片	片剂	第一三共	45.72	49.81	-4.09	-8
平均						-4

资料来源：北京市医药阳光采购综合管理平台，海通证券研究报告。

表 5-7 国产仿制药改革前后价格对比情况

药品名	剂型	生产企业	改革后（元）	改革前（元）	对比差价（元）	降价幅度（%）
阿卡波糖	片剂	华东制药	64.23	64.23	0	0

续表

药品名	剂型	生产企业	改革后（元）	改革前（元）	对比差价（元）	降价幅度（%）
恩替卡韦	片剂	正大天晴	77.7	146.96	−69.26	−47
瑞舒伐他汀	片剂	京新药业	22.05	25.32	−3.27	−13
氯吡格雷	片剂	信立泰	60.33	62.73	−2.4	−4
氯吡格雷	片剂	乐普药业	64.98	72.37	−7.39	−10
美罗培南	溶媒结晶针剂	海正辉瑞	79	107.83	−28.83	−27
重组人胰岛素注射液	注射剂	通化东宝	44.18	44.29	−0.11	0%
奥美拉唑	冻干粉针剂	江苏奥赛康	46.87	55.44	−8.57	−15
阿托伐他汀钙片	片剂	嘉林药业	23.24	26.25	−3.01	−11
人血白蛋白	注射液	华兰生物	420	374	46	12
平均						−12

资料来源：北京市医药阳光采购综合管理平台，海通证券研究报告。

表 5−8　　　　　　中药口服制剂改革前后价格对比情况

药品通用名	剂型	生产企业	改革后（元）	改革前（元）	对比差价（元）	降价幅度（%）
复方丹参滴丸	滴丸	天士力	26.08	25.4	0.68	3
血塞通软胶囊	软胶囊（胶丸）	昆药集团	20.98	21.2	−0.22	−1
脑心通胶囊	胶囊剂	步长制药	32.21	33.66	−1.45	−4
养血清脑颗粒	颗粒剂	天士力	31.35	37.71	−6.36	−17
平均						−5

资料来源：北京市医药阳光采购综合管理平台。

由此可见，本次医改将促成一个良好的市场交易制度框架，这对原研药、进口药企业而言是有利的，虽然从上面看国产仿制药的水分被挤出，但实际上国产仿制药企的利益并未减少太多，改革前药价虚高，其中虚高的部分都分利给医院和医务人员了，药企并未获得这部分利润。但是长期来看，良好的市场交易机制，将加大国产药与进口药的竞争，这在一定程度上会刺激国产药企加大力度创新研发产品。另外，由于本次改革将大多数药品纳入医保，过去大部分中小药企的产品没有纳入医保，对中小药企的发展是一个很大的桎梏，这次改革将改变中小药企这一困境，对其利益而言无疑是增进的。

二 对需求方的影响

第一，激励医务人员注重提升服务质量和水平，促进患者治疗需求更高质量得到满足。取消药品，增设医事服务费实质上是调整医疗服务费用结构，转换医疗服务供给机制，是对医务人员的专业技术劳务价值的认可。切断医务人员卖药的利益链条后，医务人员的收入靠提供医事服务来补偿，其得到的补偿高低取决于其提供的医疗服务质量和水平。本次改革提高了内含劳动价值多的医疗服务项目价格是一种较为科学的激励机制，护理费、床位费的提高也会激励医护人员提高工作效率、保证工作质量乃至提升医疗服务质量和水平。对医生而言，将促使其更加纯粹地做好本职工作，而不去考虑如何卖药，这对医疗服务的供给侧结构性改革无疑是有利的，对满足患者日益多样化、个性化的医疗服务需求是有促进作用的。

第二，差别化设定医事服务费价格引导患者分流合理就医。本次改革按照医生职级阶梯化设立医事服务费，阶梯化报销医事服务费，患者自付比例在不同等级医院与不同职级医生之间拉开差距，如，专家级别越高，医事服务费金额越高，患者自付费用也越高，这就充分地利用了价格杠杆引导患者理性就医。患者有自主就医选择权，可以根据其病情科学就医。以往小病也上三级医院挂专家号的患者会有所减少，真正疑难危重症患者有更多机会挂上专家号，专家也有更多的时间仔细认真诊治疑难复杂患者，患者合理利用医疗服务资源，也就是意味着减少资源浪费，最终是个人医疗费用支出合理化。从图 5-2 可以看出，北京医改新政实施 3 个月来，一级及社区医院就诊人次同期上涨 10%，二级医院就诊人次同期下降

4.9%，三级医院就诊人次下降12.7%。图5-4显示，三级医院知名专家、主任医师、副主任医师接诊量分别下降15.2%、22.7%、10%，真正实现了引导医疗就诊合理分流，患者就医质量得以保障。

第三，药品阳光采购和取消药品加成使患者医疗支出更趋合理。本次改革，患者药品费用和药费占比实现双下降。阳光采购与药品15%的加成取消政策降低了药品销售价格，而本身此次改革的诸多举措就是破解以医卖药，从统计数据看取得了良好的效果，药品的销售数量下降。药品的销售价格和数量的双重下降，促进患者医疗支出结构合理化。以某慢性病——糖尿病患者为例，具体如表5-9所示。改革后医事服务费上升，但药费下降，看病总费用从473.5元降至457.2元，节约16.3元，看病总费用下降3.44%。

表5-9　　　　　某糖尿病患者在医疗改革前后的费用支出情况

医疗改革前		医疗改革后	
挂号费	1 元	医事服务费	50 元
诊查费	4 元		
阿卡波糖片	73.9 元/盒×6 盒＝443.4 元	阿卡波糖片	64.23 元/盒×6 盒＝385.4 元
阿司匹林肠溶片	12.55 元/盒×2 盒＝25.1 元	阿司匹林肠溶片	10.91 元/盒×2 盒＝21.8 元
药费（总）	468.5 元	药费（总）	407.2 元
合计	473.5 元	合计	457.2 元

资料来源：北京市医药阳光采购综合管理平台，海通证券研究所。

再以急性突发常见病——肠胃炎发烧患者举例，如表5-10所示，尽管改革后医事服务费与改革前挂号费相差49元，治疗费也增加不少，但是药费下降幅度大，最后该患者就医费用前后对比，改革后就医支出减少77.24元，下降10.75%。总体来说，取消医院加成并设立医事服务费的价格机制，减少了患者的医疗支出费用，使患者的利益得到了保障。

表 5-10　　　　　　肠胃炎发烧患者输液费用改革前后变化

病例说明：1.54 岁急性肠胃炎患者去三级医院门诊就医并进行输液治疗
　　　　　2.此病例是一次挂号三次治疗的方式

改革前费用		改革后费用	
挂号费/诊查费	1 元/4 元	医事服务费	50 元
治疗费 静脉输液	6 元 2 元×3 次=6 元	治疗费 静脉输液	21 元 7 元×3 次=21 元
药费（总）	669.97 元	药费（总）	527.98 元
洛索洛芬钠片	28.36 元/盒		
头孢地尼胶囊	107.64 元/盒		
氯化钠注射液 250ml	8.23 元/瓶×3 瓶=24.69 元		
硫酸依替米星 注射液	25.99 元/瓶×15 瓶=389.85 元		
盐酸消旋山 莨菪碱注射液	0.87 元/支		
双歧杆菌三联活菌	35.08 元/盒×2 盒=70.16 元		
地衣芽孢杆菌活菌	38.41 元/盒		
卫生材料费（总）	47.25 元	卫生材料费 （总）	42 元
一次性注射器 （溶药 20ml）	1 元/支×3 支=3 元		
一次性输液器	14 元/支×3 支=42 元		
一次性注射器 （3ml）	0.75 元/支×3 支=2.25 元		
合计	718.22 元		640.98 元

结论：该患者改革后去三级医院门诊就医费用将减少 77.24 元，降幅 10.75%

资料来源：北京市医药阳光采购综合管理平台。

　　第四，社会医疗保险和医疗救助为患者就医提供了切实保障。本次改革，将医事服务费和大部分药品纳入医保范围，更充分地保证了医疗服务的可及性和公平性原则。大多数患者都能实现有病可医。而针对确实困难的人群，本次医改还专门调整了医疗救助的比例、金额和封顶线，这些对收入水平不高的患者而言十分有利。

第五，医保支付方式改革减少供方诱导需求。按项目付费方式转变为按病种付费为主的复合型预付制方式，医疗保险基金作为患者购买医疗服务的代理人与医疗机构的谈判地位进一步明确，这将有利于医保对医疗服务供方提供服务的质量和水平进行监控，最终有益于患者健康。

三 对支付方的影响

患者既是医疗服务的需求方，也是支付方的一部分，鉴于上节单列出来做了专门的分析，故此，这里主要就政府部门、社会医疗保险机构方做进一步的分析。

第一，对政府管理部门的影响。本次改革是由政府主导的自上而下的一场改革，其目的是增强公立医院医疗服务的公益性。北京各级政府及其管理部门，重新回归到医疗服务管理的主体地位中来。取消医药加成、增设医事服务费、医保报销范围扩大、设立医疗救助，这些举措都将加重北京市政府财政支出的负担。但是，其财政支出增加的同时，收获的是人民的健康，人民的健康是经济社会可持续发展的基础，因此反过来是有益于政府部门利益的。此次改革，牵涉了多个部门，并且在医疗服务质量监控、药品阳光采购、医疗救助等方面都需要相关部门做好管理工作，诸如人社局对医保、对医疗服务项目、药品价格的监管，民政局对医疗救助对象的识别、救助金的划拨，食药监局在药品质量上的监督、卫健委对公立医疗机构整体的管理等，他们之间的沟通协调将会面临新的挑战。

第二，对社会医疗保险机构的影响。本次医改将医事服务费和更多的医疗服务项目、药品纳入医保报销范围，相当于将这部分费用的支出主体从患者转移到了医疗保险机构，给医疗保障基金带来了一定的支付压力。但是，北京市同步进行了医保支付方式的改革——在医保基金总额预算一定的框架下，实行以按病种付费为主，其他付费方式为辅的复合型付费方式①，促使医院从关注创收转变为关注有效控制成本，从多开医疗服务项目转变为控制不合理资源浪费。同时社会医保作为患者的集团购买代理人，其与医疗机构的谈判地位得以凸显，只要医疗保险机构对医疗机构的医疗服务供给的质量、数量、结构以及价格谈判有力，对医疗机构的运行监控有力，那么医疗保险机构所面临的医保基金支出上涨的压力将会大大降低。

第四节　北京医改的启示与借鉴

一　"三医联动"改革协调相关方利益关系

医疗服务价格机制的改革涉及医疗机构、医务人员、患者、医药企业、医保机构、发改委、卫生部、财政部、人社部等相关方利益关系的再调整。破除"以药养医"是医疗服务价格改革必须先啃的一块"硬骨头"，牵一发而动全身。单一地破除"以药养医"机制，切断医疗机构、医务人员与药品之间的利益链，会导致医疗机构和医务人员的利益受损，医疗机构和医务人员将不支持甚至反对这项改革；单一地提高医疗服务价格，能够一定程度上对医务人员产生激励作用，但是患者的医疗费用将面临上涨压力；对任何一方利益的忽略都将会成为改革推进过程中的阻力，所以一项好的改革不能对相关方利益顾此失彼，北京此次利用"三医联动"的系统性改革很好地协调了各方利益。

北京此次改革就是本着人民群众的利益出发，首先，以破除"以药养医"为切入点，在药品方面采取了取消药品加成定价销售、药品阳光采购的政策，此政策势必破除医务人员、医疗机构与医药

---

① 按人头付费、按服务单元付费、按疾病诊断相关组付费等为补充，逐步减少按项目付费。对于重症精神病住院治疗、疾病恢复期康复、非传染性疾病社区康复、老年病护理，探索按床日付费改革。

企业之间的分利联盟，对其靠药品获得的收入造成损失。其次，为了确保医疗机构和医务人员利益，北京又在医疗方面增设了医事服务费，作为一种平移改革——将药品方面的收入平移转换为医事服务费，并且通过调整医疗服务价格，调高了涉及医务人员劳务技术的项目价格，这就保证了医疗机构和医务人员的利益不受损。最后，通过医保改革控制患者医疗费用增加，新设的医事服务费全部纳入医保报销范围，并且报销额度大，同时扩大了医疗服务项目纳入医保的范围，改革了医疗服务支付方式，进一步控制患者医疗费用支出，这样一来患者的费用支出得到合理控制，医疗保险基金也得以合理运用，医疗机构和医务人员的利益也得到了保障。因此，医疗、医保、医药整体联动改革，互相配合，达到了"调结构，转机制，控总费"的效果，从而协调各方利益关系。

二　充分利用价格杠杆促进分级诊疗

北京医改充分发挥了市场的调节作用。过去北京市大医院人满为患，小社区门可罗雀，推行分级诊疗的政策颁布多时也未能改变这一局面。这次北京市改革重视市场机制作用，充分利用价格杠杆的调节作用，合理引导患者分流就诊。为了缓解患者过度集中在二级、三级医院，小病也挂专家号的问题，引导小病就诊下沉到一级及社区医院，北京市对医疗服务价格进行改革，增设的医事服务费按照医院级别，医生职级拉开差距，并且医保报销力度向基层医院倾斜，实现了"两个充分释放"：充分释放对医疗服务人员保质保量地提供医疗服务、不断提高医疗服务水平的激励信号，充分释放明确的引导基层首诊的价格信号，促进了分级诊疗的推行。

三　要素价格市场化有助于理顺医疗服务价格体系

北京此次改革一大创举就是让医疗服务市场要素价格回归市场化。医疗服务的生产要素包括药材、耗材和劳动力等。在医疗服务中许多生产要素应该作为成本支出，而不应该作为利润，或者医疗机构创收的盈利点。过去最大的问题在于本末倒置了，患者的医疗支出中器械检查费和药费占去一大半，医务人员的收入全靠卖药、卖器械检查补偿，把药品和医疗器械的本质——生产要素给弄混淆了，将其变成了盈利点。北京此次医改强调控总量、调结构，医保支付方式的改革都在指明，药品和设备检查是生产要素，医疗机构和医务人员不应该考虑卖什么药，用什么仪器检查来谋利，而应该把药品和仪器当作生产要素，进一步考虑如何控制医疗服务成本，合理用药，合理诊治才获得医疗服务供求双方的利益最大化。

总的来说，医疗服务价格改革绝对不能单兵突进，要考虑综合改革，政策配套，这中间涉及利益关系的冲突与协调，北京医改给我们提供了一个很好的例证，那就是如何运用"三医联动"等配套改革来平衡相关主体的利益关系，进一步实现医疗服务供求关系的均衡。

第五节　本章小结

北京医改是一场始于 2012 年先在 5 家公立医院进行试点，后于 2017 年在全北京公立医疗机构全面推开的医疗服务价格改革。此次改革意在破除"以药养医"，切实保障人民群众对医疗服务的需求。主要做法有：取消药品加成，药品阳光采购，增设医事服务费，调节医疗服务价格，改革医保支付方式，调高医疗救助水平等措施。新政实施以来，北京市基本建立了由政府机构、医疗机构、医疗保障部门、监管部门、社会公众等多方参与的医疗服务价格机制，取得了"四化、五升、五降"的成效。此次改革的逻辑如下：基于人民的利益出发，以破除"以药养医"为切入点，在药品方面采取取消"药品加成"、实行阳光采购政策，破除医务人员、医疗机构与药企之间的"分利联盟"，切断医疗服务供给方"以医卖药"的收入渠道，这将导致医疗服务供给方的经济利益受损，为了不减少医疗服务供给方利益且进一步激励其医疗服务供给的积极性，专门增设医事服务费作为一种平移改革——将改革前药品方面的收入平移转换为医事服务费，此外通过调整医疗服务价格，着重上调涉及医务人员劳务技术的项目价格，确保医疗服务供给方的利益不受损，以避免其积极性受挫。但是这样一来，患者的支出势必会上涨，针对这一问题，解决办法是通过医疗保险的作用发挥，将新设的医事服务费全部纳入医保报销范围，并且报销额度大，同时扩大了医疗服务项目纳入医保的范围，改革了医疗服务支付方式，进一步控制患者医疗费用支出，这样一来患者的费用支出得到合理控制并且能享有更高质量的医疗服务，医疗保险基金也得以精细化运作，医疗机构和医务人员的利益不会因为切断了"医+药"联盟而产生损失。简言之，医疗、医保、医药的"三医联动"及其配套改革，能够使相关主体利益关系相对平衡，最终起到"调结构，转机制，控总费"的作用。

研究结论与政策建议

  中国特色社会主义已经进入了新时代，社会主要矛盾已经转化为人民日益增长的美好生活需要和不平衡不充分发展之间的矛盾。作为"健康中国"战略的重要一环，医疗服务价格机制的改革的重要性凸显出来。随着改革的深入，各种尖锐的矛盾渐次展现，当下医疗服务领域最主要的矛盾是人民日益增长的多元化、多层次、个性化的医疗需求与医疗服务技术水平发展的不平衡不充分之间的矛盾。这一矛盾源于现行不科学的医疗服务价格机制阻碍了医疗服务供给侧结构性改革。医疗服务价格机制改革绝对不能单兵突进，要考虑综合改革、政策配套。改革就会触及相关主体利益关系的再调整。从本质上看，人类各种社会活动都是以追求利益为驱动力的。因此，医疗服务价格改革所涉及的相关主体之间的利益关系是否协调关系着改革的成功与否。而价格机制在我国的整体改革进程中受制于医疗服务体制，乃至经济体制的改革与转型渐进性和关联性的影响，其改革的时序选择和改革的快慢、改革的深度与广度、改革的数量与质量等都既受制于医疗服务体制及其整体经济体制关联性影响；反过来医疗价格机制改革的状况又影响和制约着医疗服务体制及其我国整体经济体制改革的深化和完善的程度。通过前文分析研究，本章得出相关结论并提出相关政策建议，以期为我国医疗服务价格机制的深化改革提供参考。

第一节　研究结论

一　解决医疗服务领域的主要矛盾是深化医疗服务价格机制改革的目的

"人民日益增长的美好生活需要和不平衡不充分的发展之间的矛盾"的社会主要矛盾，体现在医疗服务领域中，即人民多元化、多层次的医疗服务需求和不平衡不充分的医疗服务水平发展之间的矛盾。纵观我国医疗服务体制变迁历程，"看病难、看病贵"、医患冲突等问题始终难以得到根本解决，其重要原因就是历次医改没有充分直击主要矛盾。从供需角度来看：

第一，需求方面。患者对医疗服务的需求会随着经济社会发展而提高，最初表现为单一的、低层次的需求，即仅仅是"有病才治"，预防意识薄弱，更谈不上各类医疗保健需求。随着人民生活水平日益提高，社会结构的变化，我国面临老龄化、慢性病高发的挑战，当前医疗服务需求呈现多元化、多层次、个性化、高标准等特征。

第二，供给方面。一直以来，我国医疗服务资源配置不平衡、供给结构不均衡，具体表现在一是城乡之间、区域之间（东中西部地区）、区域内地区之间医疗资源配置不平衡，医疗服务资源主要集中在城市，其他边远城市、城镇和乡村医疗资源匮乏。二是中西医之间资源配置不平衡。作为中医药母国、中医药大国，我国当前中医药资源和服务能力都明显偏弱。三是优质医疗资源供给严重不足。尽管我国每万人医院床位数、每万人执业医师数等指标及绝对量大幅提升，但作为医疗卫生领域的关键要素——医务人员的积极性没有充分调动起来，他们的劳动价值没有得到合理体现，能力强的医生与能力弱的医生一样都可通过"以药养医"来补偿其收入，长此以往，医务人员便没有动力提升其医疗服务水平。

医疗服务的质量和发展水平发展缓慢，不能满足患者对医疗服务多样化、多层次、个性化的需求，这又进一步加剧了医患矛盾，解决医疗服务领域的各类问题，其关键就是要解决医疗服务领域的主要矛盾，即供需矛盾，这正是深化医疗服务价格机制改革的题中要义。

二　兼顾各方利益是深化医疗服务价格机制改革的根本

利益是所有人类社会的本质问题，利益问题是各类改革的症结所在。当前我国医疗服务改革推进缓慢、效果不尽如人意，其根源在于医疗服务价格机制改革过程中各经济主体的利益未实现共容。医疗服务领域涉及的利益相关方有医院、医务人员、患者、医药企业、政府和医疗保险机构。计划经济时期，医疗服务属于福利性事业，因此重患者轻医务人员。在计划经济体制向市场经济转轨时期，医务人员靠以药养医补偿自己收入，此时医患矛盾严重。现阶段，医务人员的劳动价值还有待进一步得到合理体现。这些都源于现行价格在形成和运行的过程中，没有全方位地考虑各利益相关方，在改革中顾此失彼，医疗服务改革始终得不到预期效果。因此，兼顾各方利益是深化医疗服务价格机制改革的根本。

医疗服务价格机制的改革牵涉社会经济主体的切身利益，因其利益的多元化和广泛性，带来深刻的复杂性甚至各利益群体之间的某种"对抗性"。医疗服务价格机制改革应考虑医务人员的利益，医疗服务价格应合理体现医务人员的劳动价值以激励其不断提升医疗技术质量和水平。此外，医疗服务价格机制的改革更应该关注社会与居民的承受能力和自身利益，特别是社会弱势群体的切身利益。当前，我国正处于"三期叠加"经济转型和供给侧结构性改革的深化阶段，医疗服务价格机制领域的各种利益群体之间的利益格局即将面临重塑，因此，只有兼顾了各方利益，根本解决了利益关系矛盾，才能有助于推动医疗服务领域的各项改革。

三　适应完善社会主义市场经济体制要求是深化医疗服务价格机制改革的方向

前文分析得出，我国医疗服务领域现存多数问题源于经济体制由计划经济体制向市场经济体制转型时期，医疗服务价格机制的改革没有及时跟进。在经济体制转型期，医疗服务体制内诸多要素都在进行市场化改革，但医疗服务价格机制的市场化改革滞后、改革的进程较慢，加之转型时期，政府的监管缺位，致使医疗服务价格机制内相关要素与医疗服务体制乃至经济体制内的诸多要素不相容而产生了排异效应，导致了医疗服务的供需矛盾问题进一步加剧。经济体制决定价格机制及其利益关系，因此医疗服务价格机制是否合理取决于当时的经济体制框架关系以及医疗服务体制内相关主体的利益关系协调与否。故此，医疗服务价格机制的进一步深化改革必须要与中国特色社会主义市场经济相适应，这就要求兼顾医疗服务的公平与效率。通过对我国医疗服务体制改革的历史演进及其制度特征以及产生的一系列效应，我们发现，在计划经济体制下强调医疗服务的公益性可以实现医疗服务的公平性要求，但是却有损效率，医疗服务呈现出低水平、低质量的特征。随着经济体制的市场化转型，诸多矛盾逐渐凸显，而在转型时期，注重医疗服务的效率性又忽略了其公平性，这又同样带来了一系列弊端。因此，既不能片面地强调公平而忽视效率，也不能片面地强调效率而忽视公平，决不能以效率牺牲公平，也决不能以公平损害效率，二者相互结合、相辅相成才符合我国社会主义市场经济发展的要求。

总而言之，深化医疗服务价格机制改革的方向是适应和完善社会主义市场经济体制要求，这就要求同时兼顾效率与公平。在我国社会主义市场经济体制中市场起决定性作用的框架下，结合医疗服务的特殊性，需要进一步厘清政府与市场关系，以推进医疗服务价格机制的深化改革，从而实现医疗服务的效率与公平。

四　正确处理政府与市场关系是深化医疗服务价格机制改革的手段

医疗服务属于混合型物品，既具有私人品性质又具有公共品性质。在公共品领域市场会失灵，单一的市场化价格机制并不能解决医疗服务公平性、可及性的问题。而单一的计划价格机制又会抑制医疗服务供给的效率性，不能鼓励上进，鞭策后进，因此单一的计划手段或单一的市场手段都不能解决我国当下医改中面临的主要矛盾。医疗服务的双重属性要求在医疗服务价格机制构建过程中，市场和政府"两只手"不可偏废，正确处理市场与政府的关系就要求厘清政府与市场的边界，既不能完全站在公益性角度又不能完全偏向经济性，而应该明确区分基本医疗服务与非基本医疗服务进而对其实行分类管理。非基本医疗服务领域应由市场起决定性作用，而基本医疗服务领域应由政府起主导性作用。政府能够做的无非就是宏观调控和监管，例如，建立医疗保障制度、合理筹集医疗资金、保证医疗服务的公平性和可及性、加强监督管理、健全卫生执法体系，严格卫生监督等。

第二节　构建新型医疗服务价格机制的政策选择与建议

我国医改已经由试点阶段进入制度构建阶段，更加注重于制度性建设和系统性改进。本章针对医疗服务价格机制改革，提出相关政策选择和建议。

一　医疗服务价格机制改革的根本利益观及其价值导向

新时代背景下，医疗服务价格机制的改革也应置于"坚持以人民为中心、立足全方位保障和改善民生"，"永远把人民对美好生活的向往作为奋斗目标"的价值导向之下，才能真正满足人民对医疗服务多层次、多样化、个性化的需求。

第一，坚持以人民为中心的根本利益观。在医疗服务领域，相关利益方包括医院、医务人员、医药企业、医疗保险机构、政府相关部门以及患者等，其相互之间的利益关系错综复杂，价格机制的进一步深化牵一发而动全身，怎样转化共同利益与个体利益矛盾，顺利推进改革的深化，就需要抓住关键，那就是以人民为中心。坚持以人民为中心的根本利益观，就是在医疗服务价格机制改革过程中，始终将人民作为改革发展的出发点，以充分保障人民的切身利益为核心。这里的人民，是一个泛指，即广义上的概念，以区别于其他任何单一的个体或群体。坚持以人民为中心的根本利益观，并不是要忽略其他群体的利益，更不是以牺牲其他群体的利益来保障人民的利益，而是人民利益至上兼顾其他群体利益，通过多种形式以保障人民的利益，以实现多方利益共容的局面。

第二，坚持公立医院医疗服务公益性的价值导向。医疗服务具有双重属性：公益性和商品性，其中公益性对应社会属性，商品性对应经济属性。在新时代背景下伴随我国医疗服务价格机制改革的纵深发展，应该赋予"公益性"这个词以新的意义，公益性就是指患者对基本医疗服务的可及性和可负担性，即患者能够就近就医；患者不至于为了基本医疗服务的消费而出现因病致贫、因病返贫的情况。商品性是指除开基本医疗服务，通过非基本医疗服务和特需医疗服务来满足患者更具个性化、更高要求的医疗服务需求。公立医疗机构可以在这一部分项目上实行市场化运营模式以实现其对经济利益的追求。

公益性不代表免费，我国仍处于社会主义发展的初级阶段，现阶段经济社会发展水平决定了基本医疗服务的公益性但需要患者承担部分费用的客观现实；商品性不代表排斥公益性，二者辩证统一，不是两个极端。医疗机构应该明确自身定位，正确划分职责范围，区分纯公共产品的非营利性、准公共产品的公益优先性以及纯私人产品的重要性，基于这样的认识来指导其获取合理利益。政府和医院应在医疗服务的公益性和商品性之间寻求一个平衡点，既让社会公众享受到医疗服务公益性回归所带来的可及性、低价性、公平性等好处，也愿意为医疗服务这种特殊商品支付一定费用。坚持医疗服务的公益性价值导向，在构建医疗服务价格机制时，既要考虑医疗服务产品或服务的提供者——医务人员的劳动价值，医疗服务机构的生存和发展，又要考虑人民的基本医疗需求和经济承受能力以及社会效益，做到兼顾公平与效率。

二　构建新型医疗服务价格机制的政策建议

（一）构建科学合理的医疗服务价格形成机制

在新时代中国特色社会主义市场经济体制下，在以人民为中心的医疗服务公益性价值导向下，要实现经济主体各方利益的均衡，医疗服务价格宜采取分类形成的机制。可将所有医疗服务项目归入基本医疗服务、非基本医疗服务（包含特需医疗服务）两大类。基本医疗服务价格实行政府指导价，以保障人民的基本健康权益，遵循准许"成本+合理收益"同时兼顾引导患者就诊合理分流的原则。非基本医疗服务（包含特需医疗服务）价格的形成须由市场机制起决定性作用。具体而言，对医疗服务价格应施行按照患者需求和按照医院、医生等级区分的分类定价原则。

第一，参照患者医疗服务需求层次逐级定价。根据前文所述，患者需求受多种因素综合影响，对医疗服务的需求呈现出由低到高的多层次的需求结构，低层级的医疗服务需求对应基本医疗服务，高层级的医疗服务需求对应非基本医疗服务（特需医疗服务）。随着医疗服务层次的上升，其公益性逐渐减弱，商品性逐渐加强。特需医疗服务是在基本医疗服务基础上，患者对全程护理、特需病床、点名手术等医疗服务的特别需求，具有经营性特征，国家对特需服务的价格采取市场化定价方式。随着居民收入的不断提高，对特需医疗服务的需求也会随之提高，医生通过特需服务供给可以对基本医疗服务实现价格补偿，这样有利于提高医生的医疗服务积极性，这是特需服务市场化定价有利的一面；不利的一面是医生在精神、体力等生理约束下劳动供给是有限的，出于经济理性动机，医生可能会更愿意提供特需医疗服务、压缩基本医疗服务的劳动供给，最终对基本医疗服务的劳动供给产生"挤出"效应，从而影响中低收入患者群体可享受医疗服务"质"和"量"。为了防止这种情况的发生，必须依靠政府的行政管制，对特需医疗服务的劳动供给进行必要限制。

第二，按照医院层级、医生职级的分类定价。我国医疗卫生资源过度集中、患者不论病情轻重都集中在高级别医院，对医疗卫生资源造成了严重浪费的同时还加剧了看病难的矛盾。为了合理地分流患者就医，使医疗服务供给与需求很好地匹配——把分级诊疗落到实处，应该好好利用价格杠杆的调节作用。针对高级别的医院、高等级的医生根据市场供求、竞争机制确定较高的价格标准，基层卫生院制定较低的价格标准以引导患者逐渐形成合理就医的行为习惯。

第三，继续深化调整医疗服务价格结构。进一步体现医务人员劳动价值，提升医疗服务质量和水平，应该进一步优化医疗服务价格项目占比结构，减少药品和检查费用所占比例。

第四，重构医务人员薪酬体系，形成符合医疗服务行业特征的劳动服务薪酬制度等。根据行业特点，将医务人员工资标准的制定从整体事业单位框架中剥离出来，建立奖励性的工资制度，不能继续用科室收入作为考核指标，允许医生多点执业，但要加强约束和管理。综合运用非经济激励手段，提高医生的职业地位和社会信任。

（二）构建多方参与的医疗服务价格调节机制

在医疗服务价格改革这项错综复杂的工程中，合理的价格形成之后还需要对医疗服务价格进行动态调节，才能科学合理地控制医疗服务费用的上涨速度。

第一，充分发挥市场在医疗服务价格调节中的作用。医疗服务项目成千上万，生产医疗服务所需生产要素置身于市场化的环境中，价格波动频繁，从政府收集这些成本信息到调节价格的文件发布耗时耗力，往往还滞后多时，单一的政府调节方式不能适时调节医疗服务价格，只有充分发挥市场的作用才能保证医疗服务价格的适时调节以跟上物价形势的变化，鼓励市场主体参与到医疗服务价格的调节中，才能实时动态调整医疗服务价格。

第二，重视社会医疗保险作为患者代理人的作用。医疗保险机构既是医疗服务需求方——患者的购买代理人，又是医疗机构的费用结算支付方，应该担负起制衡医、患双方的责任，充分发挥控制医疗机构费用支出和引导患者合理就医的作用。医疗保险机构参与医疗服务价格的协定，确定合理的医疗服务项目支付价格，能够对医疗支出起到一定的调控作用，同时医疗保险机构与医疗机构谈判的价格又会作为政府部门或其他医疗机构定价的参考依据，从而影响医疗服务价格的调节。

第三，改革医疗保险支付方式。截至 2021 年年末，我国基本医疗保险参保人数超过 13.6 亿人，参保率稳定在 95% 以上，医保几乎做到了全覆盖——改革医保支付方式正当时，应该全面推行以按病种付费为主的多元复合型医保支付方式，逐步扩大定点医疗机构实施范围，不断优化医疗费用支付方式，从而约束医疗服务行为规范，提高医疗服务质量的同时控制医疗服务的总费用，实现医疗服务资源的有效利用，实现在医院、医务人员、患者、政府、医疗保险机构之间的利益共容。

（三）建立健全医疗服务价格常态化监管机制

不断完善医疗服务价格的监管是推进医疗服务价格改革，是规范医疗机构价格行为、维护患者合法权益的重要方面。基于多主体利益关系的视角，医疗服务价格改革涉及多方面利益相关方，包括医院、医务人员、医疗保险机构和患者。有效的医疗服务价格监管能够保障相关主体利益关系的协调，能保证患者的健康权益、医务人员的劳动收益、医院的某种程度上的经济利益以及医疗保险机构基金预算最大化的利益。

第一，坚持政府是监管主体的地位，强化中央统筹地位或者指定明确的统筹部门并形成合理分工。要减少部门利益产生的组织成本，改变部门多头管理、各自为政的状况，就必须发挥中央的统筹职能。加强国家发改委、国家卫健委、人社部、财政部及其他价格主管部门之间的分工协作。减少部门利益冲突产生的低效率不作为。

第二，培育行业或协会组织，鼓励多方参与共同监管医疗服务价格运行。一是完善价格听证会制度，增加公众、医生团体对价格形成和运行的参与度。保证一定数量的医疗卫生、药品、经济等方面的专家参与的前提下，广泛吸纳不同利益群体的代表，使不同利益群体的意见都得以充分表达。二是建立健全专家评审制度，确保价格决策的科学性。如设立医疗服务定、调价专家委员会、价格调整智库等机构，以弥补管理部门工作者专业知识尚不足的缺陷。三是建立医疗服务价格信息监测反馈系统。动态跟踪医疗服务价格的执行运行情况，动态分析反馈医疗服务价格的结合是否合理，动态反馈医疗服务价格是否与物价水平保持联动，反馈现行医疗服务价格是否能平衡相关主体的利益关系等。此外，医疗服务的价格还应随社会物价的变动而做出相应调整。

第三，针对医保基金管理权之争的问题，应该尽快将新农合（卫健委）、城镇职工（人社局）、城镇居民医疗保险（人社局）统一归口到专门的医疗保障部门，突出医疗保险的专业知识性，让其发挥出专业化、市场化的监管水平，真正起到对医疗服务供给方与需求方平衡的作用。

第三节　总结与展望

中国医改正在升级，从一个部门到多个部门；从政府重视，到总书记亲自过问、统筹；从以前单纯关注"治病"，到现在关注健康。进一步深化医改着力要解决当下医疗卫生领域人民日益增长的健康需求和发展不平衡不充分之间的矛盾。这些矛盾具体表现在：城乡之间、区域之间、中西医之间、卫生与医疗之间等发展的不平衡不充分，资源配置存在明显结构性矛盾；制度政策、医疗资源总量、优质医疗服务、医疗卫生人才等供给失衡，甚至存在低端劣质供给的问题；基层医疗服务能力、中医药服务能力、行业治理体系（能力）、药品生产供应、药品质量与创新、信息化建设等方面存在明显短板；"三医"联动积极性不高、对阻碍改革的利益格局触动不深等。新一轮医改至今近十年，深层次问题与矛盾还未解决的根源在于：一是医疗服务价格机制相对医疗服务体制整体改革的一定程度的滞后性；二是医疗服务价格机制的内部还存在着其形成机制、调节机制、监管机制一定程度的不平衡性；三是医疗服务价格机制外部的相关配套改革的匹配度不足等。

医疗服务价格机制作为一种调节器，是调节医疗服务市场供求关系和协调各相关主体利益关系的重要经济杠杆。医疗服务体制中的相关利益主体包括医院、医务人员、患者、医药公司、医疗保险机构和政府等，医疗服务具有公共品、外部性、信息不对称、垄断等特殊性决定了他们之间的利益关系自发性的矛盾。科学合理的价格机制能够将这一矛盾由冲突转化为协调。合理的价格能够客观真实地反映医疗服务供给方的劳动价值，鼓励上进，鞭策后进，改进医疗服务的供给结构和数量、提高医疗服务发展水平，这就是供给侧结构性改革的题中要义，合理的价格同时能调节消费的数量和消费结构，从而解决医疗服务的供需矛盾。

医疗服务价格机制不是一成不变的，它受制于宏观整体的经济体制，特别是一定的医疗服务体制。就价格论价格是无法触及医疗服务领域深层次矛盾的。研究价格机制必须将其置于一定的社会经济体制之下，价格机制是以特定的经济体制为其载体和条件的。综上所述，我国医疗服务领域诸多问题其中一个重要的原因在于价格机制的改革没有跟上医疗服务体制改革的步伐，一味强调公益性或市场化都不可取。医疗服务兼具经济性和社会性，因此市场与政府"两只手"不可偏颇。在新时代中国特色社会主义市场经济背景下，医改已经由试点阶段步入正式的制度构建阶段，如何构建新型医疗服务价格机制、更好地协调其运行背后各相关方利益关系，以实质性推动医疗卫生体制的深化改革，解决医疗卫生领域的各种矛盾，遂成为新型医疗服务制度构建的重要内容，这也是摆在我们面前亟待深入探索和创新研究的重大课题。

参考文献

〔美〕奥斯特罗姆：《制度分析与发展的反思——问题与抉择》，商务印书馆 1992 年版。

巴拉克·奥巴马、杨善发：《美国医改：现状与未来》，《中国农村卫生事业管理》2016 年第 8 期。

白暴力：《价值价格通论》，经济科学出版社 2006 年版。

贲慧：《医疗补偿机制与制定医疗服务价格的关系研究》，《中国医院》2009 年第 4 期。

财政部社会保障司：《争议中前行的美国医疗卫生体系》，《预算管理与会计》2014 年第 3 期。

蔡江南等：《社会市场合作模式：中国医疗卫生体制改革的新思路》，《世界经济文汇》2007 年第 1 期。

蔡江南：《寻路医改中国卫生政策的创新与实践》，上海科学技术出版社 2017 年版。

蔡江南：《医改关键是政府要放权》，网易博客，2013 年 7 月。

蔡江南：《医疗服务政府定价将被打破》，《医学界杂志》2014 年第 4 期。

蔡江南：《医疗卫生体制改革的国际经验》，上海科学技术出版社 2016 年版。

曹成杰等：《经济转型与利益格局调整》，国家行政学院出版社 2011 年版。

曹永福：《公立医院回归公益性的体制难题及政策建议》，《山东大学学报》2011 年第 1 期。

［美］查尔斯·沃尔夫：《市场，还是政府》，重庆出版社 2007
年版。

陈岱孙：《从古典经济学派到马克思》，北京大学出版社 1996
年版。

陈富良、万卫红：《企业行为与政府规制》，经济管理出版社
2001 年版。

陈慧玲、陈运高：《医疗服务价格机制在医改中的基础性作
用》，《现代医院》2012 年第 6 期。

陈素红：《充满活力的澳大利亚私人医疗服务体系》，《中国医
疗保险》2014 年第 8 期。

陈永成：《药品加成制度变迁及其绩效》，《南京中医药大学学
报》（社会科学版）2015 年第 1 期。

陈永正等：《中国医改的几个理论问题》，《财经科学》2018 年
第 1 期。

陈钊等：《服务价格市场化：中国医疗卫生体制改革的未尽之
路》，《管理世界》2008 年第 8 期。

程大中：《收入效应、价格效应与中国的服务性消费》，《世界
经济》2009 年第 3 期。

崔爽、韩成禄：《浅析技术劳动价值在医疗服务项目价格中的
体现》，《卫生经济研究》2004 年第 3 期。

［英］大卫·李嘉图：《政治经济学及赋税原理》，华夏出版社
2005 年版。

［英］大卫·李嘉图：《李嘉图著作和通信集》，商务印书馆
1979 年版。

［美］丹尼尔·F. 史普博：《管制与市场》，上海人民出版社
1999 年版。

［美］道格拉斯·诺思：《经济史中的结构与变迁》，上海三联
书店 1994 年版。

［美］道格拉斯·诺思：《制度、制度变迁与经济绩效》，上海

三联书店 1994 年版。

丁姿：《我国医疗服务供给方式的变迁与改革路径》，《宏观经济管理》2016 年第 3 期。

杜创：《价格管制与过度医疗》，《世界经济》2013 年第 1 期。

杜创、朱恒鹏：《中国城市医疗卫生体制的演变逻辑》，《中国社会科学》2016 年第 8 期。

〔美〕凡勃伦：《有闲阶级论——关于制度的经济学研究》，商务印书馆 1997 年版。

范如国：《制度演化及其复杂性》，科学出版社 2011 年版。

方鹏骞：《中国医疗卫生事业发展报告》，人民出版社 2016 年版。

费太安：《我国医疗服务提供中政府与市场关系：理论与实践走向》，《财政研究》2013 年第 7 期。

高培勇：《公共经济学》（第 3 版），中国人民大学出版社 2012 年版。

高伟：《西方马克思经济学价值——价格理论述评》，《马克思主义研究》2009 年第 4 期。

巩晓力：《美国医疗费用支付方式新趋势——基于价值的补偿机制》，《中国医疗保险》2016 年第 8 期。

贡森等：《中国公立医院医生薪酬制度改革研究》，社会科学文献出版社 2016 年版。

顾海、李佳佳：《国外医疗服务体系对我国医疗卫生体制改革的启示与借鉴》，《世界经济与政治论坛》2009 年第 5 期。

顾昕：《公共财政转型与政府卫生筹资责任的回归》，《中国社会科学》2010 年第 2 期。

顾昕：《新医改的公益性路径》，云南教育出版社 2013 年版。

顾昕、袁国栋：《从价格管制改革到支付制度改革——美国的经验及其对中国医改的启示》，《国家行政学院学报》2014 年第 4 期。

顾昕：《走向公共契约模式——中国新医改中的医保付费改革》，《经济社会体制比较》2012 年第 4 期。

顾昕：《走向有管理的市场化：中国医疗体制改革的战略性选择》，《经济社会体制比较》2005 年第 6 期。

郭继强：《经济福利与医务价格：平均成本定价法是医疗价格改革的选择》，《价格理论与实践》1993 年第 6 期。

郭科、顾昕：《价格管制与公立医院的"以药养医"》，《天津行政学院学报》2016 年第 7 期。

郭薇薇等：《医疗服务分级分档定价的设想及做法》，《中国卫生经济》2013 年第 10 期。

国家计委赴美、加医药价格考察组：《美国、加拿大的医疗保险制度和医药价格形成机制》，《价格理论与实践》1999 年第 3 期。

韩俊江等：《创新医保支付方式化解"看病贵"探析》，《东北师范大学学报》（哲学社会科学版）2012 年第 2 期。

洪远朋等：《制度变迁与经济利益关系演变》，《社会科学研究》2005 年第 5 期。

胡鞍钢等：《中国经济体制改革十年（2003—2012）：进展与评估》，《国家行政学院学报》2013 年第 10 期。

贾洪波：《我国医疗服务价格制度变迁及其展望》，《价格理论与实践》2016 年第 7 期。

贾洪波：《新医改后医药服务价格中劳务价值变化的实证分析》，《价格理论与实践》2016 年第 12 期。

蒋文峰、王文娟：《从供给侧结构性改革看我国"看病难"与"看病贵"的解决策略》，《求实》2017 年第 8 期。

金春林等：《我国医疗服务项目价格调整进展及改革策略》，《中国卫生资源》2016 年第 2 期。

金雁、秦晖：《经济转轨与社会公正》，河南人民出版社 2002 年版。

惊鸿：《医院何妨公开医疗服务成本》，《当代医学》2006 年第

12 期。

习近平：《决胜全面建成小康社会　夺取新时代中国特色社会主义伟大胜利——习近平同志代表第十八届中央委员会向大会作的报告摘登》，《共产党人》2017 年第 10 期。

［美］卡特勒：《要钱还是要命？给美国医疗体制的一剂强药》，上海人民出版社 2012 年版。

［美］康芒斯：《制度经济学》，华夏出版社 2009 年版。

柯雄、陈英耀：《公立医院医疗服务价格监管的效用与对策研究——基于多利益主体视角下的分析》，《价格理论与实践》2014 年第 7 期。

寇宗来：《"以药养医"与"看病贵、看病难"》，《世界经济》2010 年第 1 期。

李斌：《深化医药卫生体制改革》，《求是》2013 年第 12 期。

李欢、杜立民：《医疗保险、医院寡头竞争及政府预算管制》，《求索》2012 年第 12 期。

李磊等：《RBRVS 在公立医院薪酬分配改革中的应用分析》，《中国医院管理》2014 年第 11 期。

李丽：《美国医疗服务规制的演进和启示》，《中国卫生经济》2008 年第 6 期。

李玲：《国外医疗卫生体制以及对我国医疗卫生改革的启示》，《红旗文稿》2004 年第 11 期。

李玲：《健康强国》，北京大学出版社 2010 年版。

李玲：《让医疗回归公益本质》，《长三角》2009 年第 5 期。

李罗保等：《医联体发展中医疗服务价格问题探究》，《价格理论与实践》2016 年第 11 期。

李萍：《反思与创新：转型期中国政治经济学发展研究》，经济科学出版社 2006 年版。

李萍：《社会科学研究要关注重大现实问题——对当前城乡经济社会发展严重失衡问题的思考》，《经济学家》2004 年第 3 期。

李萍：《转型期分配制度的变迁：基于中国经验的理论阐释》，经济科学出版社 2006 年版。

李萍：《转型与分配协调论》，西南财经大学出版社 2006 年版。

李伟：《公立医院改革研究综述》，《经济研究参考》2016 年第 4 期。

李妍嫣、袁祥飞：《主要发达国家医疗卫生体制模式比较及启示：以英国、美国和德国为例》，《价格理论与实践》2009 年第 5 期。

李永友：《公共卫生支出增长的收入再分配效应》，《中国社会科学》2017 年第 5 期。

李志行：《韩国医疗冲突化解体制对中国的启示》，《未来与发展》2016 年第 2 期。

梁鸿、褚亮：《试论政府在医疗卫生市场中的作用》，《复旦学报》（社会科学版）2005 年第 11 期。

廖进球等：《基于"医患同盟"预期的医疗保险费用支付方式改革研究》，《社会保障研究》2015 年第 1 期。

林毅夫：《新结构经济学》，北京大学出版社 2012 年版。

刘飞跃：《我国医疗服务价格动态调整机制构建问题归因及对策研究》，《湖南社会科学》2017 年第 6 期。

刘国恩：《政府干预医改的重点应后移到医疗服务价格上》，《中国青年报》2015 年 9 月 21 日。

刘国恩：《中国医改谏言》，《经济研究信息》2016 年第 3 期。

刘家望：《关于"看病难、看病贵"的思考》，《求是》2006 年第 2 期。

刘剑：《城市公立医院医疗服务价格改革的实践与思考——基于药品零差率销售背景》，《价格理论与实践》2016 年第 2 期。

刘丽杭：《医疗服务价格规制理论与政策研究》，中南大学出版社 2007 年版。

刘诗白：《政治经济学》，西南财经大学出版社 2004 年版。

刘小鲁：《价格上限管制、总额预付制与医疗保险下的金融风险》，《世界经济》2014 年第 11 期。

刘小明：《我国医疗服务市场结构特征》，《经济体制改革》2013 年第 3 期。

刘小青：《新型农村合作医疗的社会保险性质探析——兼论合作医疗中"合作"的内涵》，《西部论坛》2014 年第 2 期。

刘晓黎等：《按项目付费体系下对我国医疗服务价格问题的思考》，《中国医药导报》2013 年第 10 期。

刘颖：《推进医疗服务价格改革规范医疗服务价格行为》，《工作研究》2007 年第 2 期。

刘有源：《兼容并包、与时俱进的"泛价值论"——答屈炳祥先生的再商榷》，《经济评论》2007 年第 7 期。

龙钊等：《我国医疗服务按病种定价模型的构建与实证分析》，《中国卫生经济》2015 年第 5 期。

娄淮建、陈矞：《浅析医疗服务价格政策存在的问题及对策》，《卫生经济研究》2008 年第 2 期。

卢洪友等：《中国医疗服务市场中的信息不对称程度测算》，《经济研究》2011 年第 4 期。

卢现祥、朱巧玲：《新制度经济学》（第 2 版），北京大学出版社 2012 年版。

鲁献忠等：《医疗服务项目成本核算方法探讨》，《卫生经济研究》2014 年第 12 期。

罗必良：《新制度经济学》，山西经济出版社 2005 年版。

〔美〕罗伯特·吉本：《博弈论基础》，中国社会科学出版社 2011 年版。

罗力：《中国公立医院改革：关注运行机制和制度环境》，复旦大学出版社 2010 年版。

〔美〕罗斯托：《经济增长的阶段》，中国社会科学出版社 2001 年版。

吕兰婷、王虎峰：《公立医院医疗服务价格调整难点及推进策略》，《中国医院管理》2015 年第 7 期。

马材芳：《美国医疗卫生服务体系概述》，《国外医学》1995 年第 1 期。

马克思、恩格斯：《马克思恩格斯全集》第 1 卷，人民出版社 2004 年版。

马克思、恩格斯：《马克思恩格斯选集》第 2 卷，人民出版社 1972 年版。

马克思、恩格斯：《马克思恩格斯选集》第 3 卷，人民出版社 2004 年版。

马克思、恩格斯：《马克思恩格斯选集》第 4 卷，人民出版社 1995 年版。

马克思：《资本论》第 1 卷，人民出版社 2004 年版。

马克思：《资本论》第 3 卷，人民出版社 1975 年版。

马强：《医疗卫生服务业发展的国际比较》，《宏观经济管理》2013 年第 11 期。

［美］曼瑟尔·奥尔森：《国家的兴衰：经济增长、滞胀和社会僵化》，李增刚译，上海人民出版社 2007 年版。

［美］曼瑟尔·奥尔森：《国家兴衰探源》，商务印书馆 2001 年版。

［美］曼瑟尔·奥尔森：《集体行动的逻辑》，上海三联书店 1995 年版。

［美］曼瑟尔·奥尔森：《权力与繁荣》，上海人民出版社 2005 年版。

［美］梅里斯·S. 格林德尔、［美］约翰·W. 托马斯：《公共选择与政策变迁》，商务印书馆 2016 年版。

孟庆跃、郑振玉：《医疗服务价格扭曲的测量及其分析》，《卫生资源》2003 年第 5 期。

［美］莫里斯·博恩斯坦：《比较经济体制》，中国财政经济出

版社 1988 年版。

彭颖等：《取消药品加成后医疗服务价格调整的实践与思考》，《中国卫生资源》2014 年第 16 期。

［日］青木昌彦：《比较制度分析》，周黎安译，上海远东出版社 2001 年版。

邱玥：《"三医"联动改革：应寻找利益博弈的平衡点》，《光明日报》，2016 年 5 月 19 日。

屈晓娟：《我国医疗价格形成机制分析》，《价格月刊》2014 年第 11 期。

饶克勤、刘新明：《国际医疗卫生体制改革与中国》，中国协和医科大学出版社 2007 年版。

［法］萨伊：《政治经济学概论》，商务印书馆 1963 年版。

施锦明：《论我国医疗保险制度的实践与创新》，《东南学术》2012 年第 4 期。

施勇杰：《医药价格现状、根源及对策》，《宏观经济管理》2005 年第 8 期。

石凤波、祝振铎：《新医改背景下的医疗服务价格问题研究——以广东省为例》，《价格理论与实践》2013 年第 12 期。

斯蒂格利茨：《改革向何处去？——论十年转轨》，《经济管理文摘》2002 年第 3 期。

宋文舸等：《医疗服务价格的改革取向》，沈阳出版社 1997 年版。

孙广振、张宇燕：《利益集团与"贾谊定理"：一个初步的分析框架》，《经济研究》1997 年第 6 期。

谭华伟等：《公立医院补偿机制改革：典型模式和路径反思》，《卫生经济研究》2016 年第 5 期。

汤少梁、王高玲：《新时期医疗服务价格管理的探索》，《消费经济》2003 年第 10 期。

唐思文：《新价格论：两种经济学价格理论的统一》，社会科学文献出版社 2013 年版。

涂楼、易娜：《医疗服务价格虚高原因探析：利益相关者视角》，《中国自然医学》2007 年第 9 期。

万解秋、李慧中：《当代经济学文库价格机制论》，上海三联书店 1989 年版。

汪洪涛：《新制度经济学：制度及制度变迁的性质解释》，复旦大学出版社 2009 年版。

王丙毅、刘法力：《医疗市场的政府管制改革与制度变迁及其启示》，《经济体制改革》2009 年第 5 期。

王丙毅：《政府医疗管制模式重构研究》，人民出版社 2008 年版。

王高玲、钱小慧：《深化我国医疗服务价格改革的思考》，《价格理论与实践》2014 年第 5 期。

王海银等：《美国医疗服务价格动态调整机制及启示》，《中国卫生政策研究》2017 年第 6 期。

王虎峰等：《医疗服务价格动态化调整：大转折与新思路》，《价格理论与实践》2017 年第 6 期。

王虎峰：《论争中的中国医改——问题、观点和趋势》，《中共中央党校学报》2008 年第 3 期。

王虎峰、赵斌：《购买机制如何影响医疗服务价格——以美国医疗保险为例》，《北京航空航天大学学报》（社会科学版）2016 年第 2 期。

王虎峰：《中国新医改现实与出路》，人民出版社 2012 年版。

王绍光等：《政策导向、汲取能力与卫生公平》，《中国社会科学》2005 年第 6 期。

王伟光：《利益论》，人民出版社 2004 年版。

王文娟、杜晶晶：《"医药分开"政策对医疗费用的影响机制探索——医生收入、医院收入的中介效应》，《中国软科学》2015 年第 12 期。

王文娟、南孟哲：《回归医疗服务本质：从"医药分开"看医疗服务供给》，《当代经济科学》2016 年第 7 期。

王文娟：《我国新医改背景下的医疗服务公平研究》，《中国人民大学学报》2016 年第 2 期。

王文娟：《医改新出路——重新定义医疗服务市场》，北京大学出版社 2017 年版。

王雯：《治理视域下医疗服务价格谈判机制研究》，《价格理论与实践》2017 年第 3 期。

王晓涛：《价格改革：站在新起点开启新征程》，《中国经济导报》2017 年 11 月 22 日。

王秀峰等：《美国医改主要内容及启示》，《中国医疗保险》2014 年第 6 期。

王玉升：《盈亏平衡分析模型制定医疗服务价格》，《卫生经济》1985 年第 9 期。

王肇奇：《医疗资源合理化配置研究——基于利益相关者视角》，中国医药科技出版社 2016 年版。

［英］威廉·配第：《赋税论》，华夏出版社 2017 年版。

［英］威廉·配第：《政治算术》，商务印书馆 1978 年版。

［美］维托·坦茨：《政府与市场变革中的政府职能》，商务印书馆 2016 年版。

吴蓉蓉：《我国现行医疗服务价格的分析研究》，《南京中医药大学》2006 年第 6 期。

吴雅杰：《中国转型期市场失灵与政府干预》，知识产权出版社 2011 年版。

吴焱等：《新医改形式下的医疗服务价格调整与医疗费用控制》，《现代医院》2011 年第 2 期。

［瑞士］西斯蒙第：《政治经济学研究》（中译本），商务印书馆 1989 年版。

习近平：《决胜全面建成小康社会　夺取新时代中国特色社会

主义伟大胜利——在中国共产党第十九次全国代表大会上的报告》，人民出版社2017年版。

夏冕：《利益集团博弈与我国医疗卫生制度变迁研究》，博士学位论文，华中科技大学，2010年。

夏炀：《美国医改模式镜鉴》，《公共管理研究》2014年第3期。

肖瑶、王净：《论医疗服务公益性和商品性的辩证统一》，《医学与哲学》2016年第11期。

徐揆等：《医疗服务价格虚高原因探析：利益相关者视角》，《中国自然医学》2007年第9期。

许北海、田玉梅：《社会主义市场经济体制框架研究》，首都师范大学出版社1995年版。

［英］亚当·斯密：《国民财富的性质和原因的研究》，商务印书馆1974年版。

杨少星：《制度转型期的利益集团现象及其治理》，中国政法大学出版社2015年版。

杨艺、李秀华：《韩国医疗保险制度对我国的启示》，《医学与哲学》（人文社会医学版）2016年第1期。

姚洋：《转轨中国：审视社会公正与平等》，中国人民大学出版社2004年版。

姚泽麟：《行政、市场与职业：城市分级诊疗的三种治理模式及其实践》，《社会科学》2016年第6期。

尹志苹：《医疗服务价格改革探究》，《中国卫生经济》2013年第8期。

尤华：《对我国医疗服务价格改革中完善单病种收费机制的探讨》，《价格理论与实践》2016年第10期。

于保荣：《医疗服务成本及价格体系研究》，山东大学出版社2012年版。

袁国栋、顾昕：《政府对医疗服务价格的管制：美国经验对我国医改的启示》，《中国卫生经济》2014 年第 12 期。

［美］约瑟夫·斯蒂格利茨：《发展与发展政策》，中国金融出版社 2009 年版。

［美］詹姆斯·E. 安德森：《公共决策》，华夏出版社 1990 年版。

张二华等：《医疗保险、医院寡头与医疗服务价格扭曲》，《财贸经济》2010 年第 10 期。

张慧等：《我国医疗服务项目定价方法探析》，《中国卫生经济》2014 年第 7 期。

张璐琴：《医改背景下我国医疗保障制度的整合与完善》，《宏观经济管理》2012 年第 10 期。

张维：《美国医改的政治经济分析——历史视角兼论对中国医改的启示》，《政治经济学评论》2016 年第 1 期。

张维迎：《市场与政府》，西北大学出版社 2014 年版。

张卫东：《价格问题研究》，武汉人民出版社 2007 年版。

张希兰等：《医疗服务价格调整的经济效应及政策启示》，《统计与决策》2013 年第 10 期。

张晓明：《伟大的共谋：市场经济条件下的利益关系研究》，中国人民大学出版社 2002 年版。

张颖熙：《医疗服务是必需品还是奢侈品？——基于中国城镇居民家庭医疗卫生支出弹性的实证研究》，《经济学动态》2015 年第 10 期。

张宇等：《高级政治经济学》（第 2 版），中国人民大学出版社 2006 年版。

张宇燕：《利益集团与制度非中性》，《改革》1994 年第 2 期。

郑大喜：《加强医院医疗服务价格管理的现实思考》，《现代医院管理》2004 年第 4 期。

郑大喜：《医疗服务价格调整与医疗费用控制的关系研究》，《医学与哲学》2005 年第 9 期。

郑忠中：《医疗服务价格管理体制改革的探讨》，《淮海医药》2002 年第 6 期。

周博闻、崔健：《美国医疗保障制度公平性与效率性的关系演变分析》，《管理世界》2017 年第 8 期。

周春、蒋和胜：《市场价格机制与生产要素价格研究》，四川大学出版社 2006 年版。

周小梅：《论医疗服务行业的管制政策体系》，《经济体制改革》2006 年第 9 期。

朱恒鹏等：《财政补偿体制演变与公立医院去行政化改革》，《经济学动态》2014 年第 12 期。

朱恒鹏等：《管制的内生性及其后果：以医药价格管制为例》，《世界经济》2011 年第 7 期。

朱恒鹏：《还医生以体面：医疗服务走向市场定价》，《财贸经济》2010 年第 3 期。

朱恒鹏：《医疗体制弊端与药品定价扭曲》，《中国社会科学》2007 年第 7 期。

朱恒鹏：《医院是如何同政府博弈的》，《21 世纪经济报道》2011 年 5 月 17 日。

朱俊生：《医疗服务价格形成机制：逻辑和制度环境》，《中国人力资源社会保障》2017 年第 3 期。

［英］朱利安·图德·哈特：《医疗服务的政治经济学》（第 2 版），格致出版社、上海人民出版社 2014 年版。

朱铭来等：《中国家庭灾难性医疗支出与大病保险补偿模式评价研究》，《经济研究》2017 年第 9 期。

朱幼棣：《无药》，世界图书出版社 2015 年版。

邹富良：《寻租活动对医疗服务价格影响的分析》，《中国卫生经济》2006 年第 5 期。

邹长青等：《医疗改革中政府与市场关系的重构》，《医学与哲学》2017 年第 6 期。

Anderson G. F. , "*From 'Soak the Rich' to 'Soak the Poor*': *Recent Trends in Hospital Pricing*, *Health Affairs*, 2007, 26 (3) .

Andrei Shleifer, "Comparison of Health Expenditure", *Journal of Economics*, 1985, Vol. 16 (3): . 319.

Arrow Kenneth, "Uncertainty and Welfare Economics of Medical Care", *American Economics Review*, 1963.

Baumgardner, "Effects of Rate Regulation on Selected Components of Hospital Expense", *Lnquiry*, 1981. 18 (3): 240-246.

Biles B. , et al. , "Hospital Cost Inflation under State Rate Setting Programs", *New England Journal of Medicine*, 1980: 303, 664, 668.

Broyles R. W. , et al. , "A Qualitative Assessment of the Medicare Prospective Payment System", *Social Science Med*, 1985: 11. 1185. 1190.

Carol M. Ashton et al. , "*Hospital use and Survival among Veterans Affairs beneficiaries*", *The New England Journal of Medicine*, Vol. 349, 2003.

Carol Propper, et al. , "Does Competition between Hospitals Improve the Quality of Care? Hospital Death Rates and the NHS Internal Market", *Journal of Public Economics*, Vol. 88, No. 7-8,2004.

Culyer, A. J. , Simpson, Heather, "Externality Models and Health: A Ruckblick over the Last Twenty Years", *Economic Record*, 56 (154): 222-230, 1980.

DesHarnais S. , et al. , "Trends and Regional Variations in Hospital Utilization and Quality During the First Two Years of the Prospective Payment System", *Inquiry*, 1988: 25. 374. 382.

Dobson A. , et al. , The Cost-shift Payment "Hydraulic": Foundation, History, and Implications, *Health Affairs*, 2006,25 (1) .

Douglas Staiger, James H. Stock, "Instrumental Variables Regression with Weak Instruments", *Econometrica*, Vol. 65, No. 3, 1997:

557-586.

Dranove D, Cone K. , "Do State Rate Setting Regulations Really Lower Hospital Expenses?," *Journal of Health Economics*, 1985.

Gerdtham, Ufl-G and Bengt Jonsson, "International Comparison of Health Expenditure", In Anthony J. Culyer and Joseph P. Newhouse, eds. , *Handbook of Health Economics* (Vol. 1A), Amsterdam: Elsevier Science BV (North-Holland) . 2000.

Greenwald, B. ; Stiglitz, J. E. , "Externalities in Economies with Imperfect Information and Incomplete Markets", *Quarterly Journal of Economics*, 1986, 101 (2): 229-64.

Hodgkin D. McGuire T. G. "Payment Levels and Hospital Response to Prospective Payment", *Journal of Health Economics*, 1994: 13. 130.

Hotelling H. , "The General Welfare in Relation to Problems of Taxation and Railway and Utility Rates", *Econometrica*, 1983.

Jackson T. Using Computerised Patient-level Costing Data for Setting DRG Weights: "The Victorian (Australia) Cost Weight Studies", *Health Policy*, 2001 (56): 149-163.

John Strauss, Duncan Thomas, "Health, Nutrition, and Economic Development", *Journal of Economic Literature*, Vol. 36, No. 2, 1998: 766-817.

Joe Feinglass, Holloway, "The Initial Impact of the Medicare Prospective Payment System on U S Health Care: A Review of the Literature", *Medical Care Review*, 1991. 4R: 91-115.

John Ernest Schneider, "The Economics and Institution of Regulation and Reform in the US Hospital Industry", 1980 - 1996, Ph. D. dissertation, University of California, Berkeley, 2000.

Joseph E. Stigliz and Andrew Weiss, *Credit Rationing in Markets with Imperfect Information*, A. E. R, 71, 1981, pp. 393-410.

Juergen, "Social Health Insurance: Government Funding of Health

Care", Financing Health Care: New Ideas for a Changing Society, 2008.

Junoy P., "Managing the Conflict between Competition and Risk Selection in Health Sector Reforms", *International Journal of Health Planning and Management*, 1999: 14. 287. 331.

J. M. Wooldridge, *Econometric Analysis of Cross Section and Panel Data*, MIT Press, 2003.

Kenneth J. Arrow, *An Extension of the Basic Theorems of Classical Welfare Economics*, Proceedings of the Second Berkeley Symposium on Mathematical Statistics and Probability, 1952.

Longest B. B., "American Health Policy in the Year 2000", Hospital, Health Services Administration, 1988: 183. 419. 434.

Marder. W. D. Zuckerman. S., "Competition and Medical Groups: a Survivor Analysis", *Journal of Health Economics*, 1985.

Mitchell S. A., "Issues, Evidence, and the Policymaker's Dilemma", *Health Affairs*, 1982.

Mossialos, E., Dixon. A., *Funding Health Care: Options for Europe*, Buckingham: Open University Press, 2002.

Nancy Birdsall, et al., "Thoughts on Good Health and Good Government", *Daedalus*, Vol. 118, No. 1, A World to Make: Development in Perspective (Winter, 1989), pp. 89−123.

Nazmi Sari, *Do Competition and Managed Care Improve Quality?* Health Economics, Vol. 11, No. 7, 2002.

Nicholas Bloom, et al., *The Impact of Competition on Management Quality: Evidence from Public Hospitals*, Centre for Economic Performance, LSE, 2010.

N. Gregory, Mankiw, *The Allocationof Credit and Financial Collapse*, Q. J. E. 100. 1986, pp. 455−470.

Park M., et al. "Provider Payments and Cost−containment Lessons from OECD Countries", Geneva: World Health Organization, 2007.

P. Musgrove, "Public and Private Roles in Health", World Bank. 1996.

Quadagno J. , "Physician Sovereignty and the Purchasers' Revolt", *Journal of Health Politics, Policy and Law*, Vol. 29, No. 4, 2004.

Robert I. Field, *Health Care Regulation in American: Complexity, Comfrontation and Compromise*, Oxford University Press, 2007.

Rui Nunes, et al. , "Public Accountability and Sunshine Healthcare Regulation", *Health Care*, 2011.

R. B. Saltman, C. Otter, *Planned Markets and Public Competition: Strategic Reform in Northern European Health Systems*, Open University Press, 1992.

R. H. Coase, "The Marginal Cost Controversy", *Economica*, New Series, 1946.

Shleifer A. A. , "Theory of Yardstick Competition The Rand", *Journal of Economics*, 1985: 16. 319. 327.

Singh, Poonam Khetrapal, *Effective Health Care: The Role of Government, Market and Civil Society*, in *Regional Health Forum*, ed. , Rafei, India: World Health Organization, 2002.

Sloan F. , "Rate Regulation as a Strategy for Hospital Cost Control Evidence from the Last Decade", *Milbank Memorial Fund Quarterly*, 1983, pp. 61, 195, 221.

Thomasson, M. , "From Sickness to Health: The Twentieth-century Development of US Health Insuiran-ce", *Explorations in Economic History*, Vol. 39 No. 3 (2002) .

United Kingdom Department of Health, *Equity and Excellence: Liberating the NHS*, London: The Stationery Office, 2010.

Wholey D. , et al. , "A Descriptive Analysis of Average Productivity among Health Maintenance Organizations 1985 to 2001", *Health Care and Manage System*, 2006: 9. 189. 206.

Worthington. N. L. et al. , "The Effects of Rate Setting Programs on Volumes of Hospital Services: A Preliminary Analysis", *Health Care Financing Review* , 1982.